U0672817

中医护理

适宜技术 应用规范

ZHONGYI HULI SHIYI JISHU YINGYONG GUIFAN

方桂珍◎主编

浙江大学出版社
ZHEJIANG UNIVERSITY PRESS

图书在版编目（CIP）数据

中医护理适宜技术应用规范 / 方桂珍主编. —杭州：
浙江大学出版社，2017.11（2024.2重印）
ISBN 978-7-308-17373-5

Ⅰ.①中… Ⅱ.①方… Ⅲ.①中医学—护理学—技术
操作规程—教材 Ⅳ.①R248-65

中国版本图书馆 CIP 数据核字（2017）第 215447 号

中医护理适宜技术应用规范

方桂珍　主编

策划编辑	阮海潮
责任编辑	阮海潮
责任校对	陈静毅　梁　容
封面设计	杭州林智广告有限公司
出版发行	浙江大学出版社
	（杭州市天目山路 148 号　邮政编码 310007）
	（网址：http://www.zjupress.com）
排　　版	杭州青翔图文设计有限公司
印　　刷	广东虎彩云印刷有限公司绍兴分公司
开　　本	850mm×1168mm　1/32
印　　张	3.625
字　　数	98 千
版 印 次	2017 年 11 月第 1 版　2024 年 2 月第 2 次印刷
书　　号	ISBN 978-7-308-17373-5
定　　价	25.00 元

中医护理适宜技术
应用规范

编写录播人员

方桂珍　　王　燕　　阮莉娅

杨丹华　　张　翔　　陈雪萍

胡小月　　郭斌燕　　彭妙芬

编写单位

杭州市技能名师工作室（方桂珍
　　中医护理工作室）
杭州师范大学钱江学院护理分院
浙江省中医院

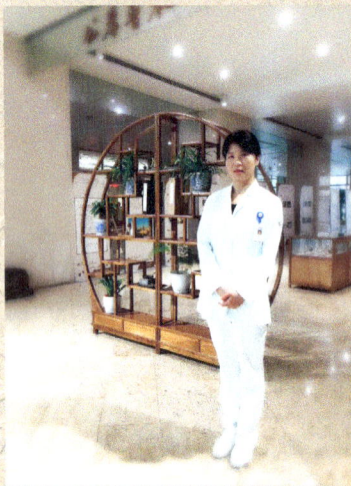

　　方桂珍，女，主任护师，硕士生导师，国家二级心理咨询师，从事护理工作 30 多年，参与护理管理工作 20 多年，现任浙江省中医院下沙院区护理部主任。主持厅、局级课题 5 项，参与厅、局级及以上课题 5 项，近 5 年在一、二级期刊发表论文 10 余篇，参与的课题获浙江省医药科技创新奖二等奖。现任浙江省护理学会门急诊专业委员会副主委及浙江省老年学学会护理分会常务理事。主要研究方向为急危重症和中医护理及心理护理。

编写说明

　　为拓展中医护理适宜技术进入老年群体的有效途径,进一步推广中医护理适宜技术在养老服务中的应用,杭州市技能名师工作室(方桂珍中医护理工作室)筹拍了中医护理适宜技术操作视频,并组织专家编写了《中医护理适宜技术应用规范》。

　　《中医护理适宜技术应用规范》可作为老年群体居家保健的操作指导书,也可作为社区卫生服务中心护理人员学习中医护理适宜技术的参考书。

方桂珍中医护理工作室

目　录

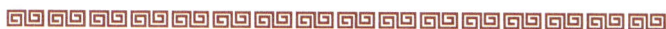

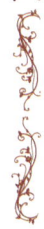

目
录

中医
护理

1

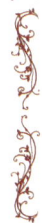

第一章 穴位按摩

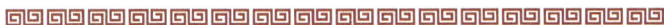

一、概述

穴位按摩是祖国医学的重要组成部分,是以中医理论为基础,通过按摩的方式刺激人体特定的穴位,激发人的经络之气,具有放松肌肉、解除疲劳、调节人体功能、提高人体免疫能力、疏通经络、平衡阴阳、延年益寿之功效。

二、操作方法

(一)常见症状的取穴及按摩方法

1.头痛常选百会穴、太阳穴、风池穴

(1)百会穴:位于人体的头部,头顶正中心,两耳尖直上连线的中点。选用"按"法,按摩2~3分钟。此穴可用于治疗晕厥、眩晕、耳鸣、心悸等(图1-1)。

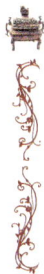

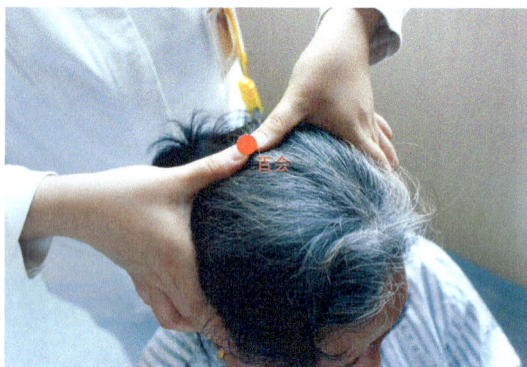

图 1-1

（2）太阳穴：位于耳廓前面，前额两侧，眉梢和外眼角的中点向后约一横指的凹陷处。选用"揉"法，用指腹按揉 2～3 分钟。此穴可用于治疗目涩、感冒、面瘫等（图 1-2）。

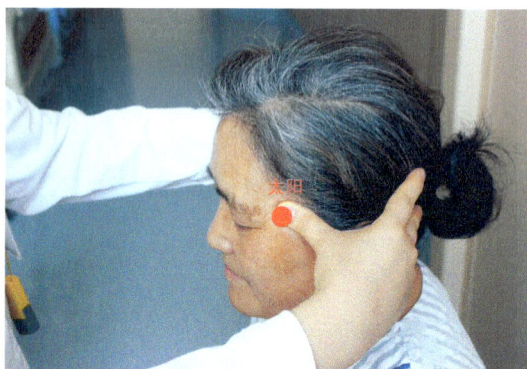

图 1-2

（3）风池穴：位于项部，当枕骨之下，与风府穴相平，胸锁乳突肌与斜方肌上端之间的凹陷处。通俗地说，风池穴位于耳后高骨后下方凹陷处。选用"拿、捏"法，按摩2～3分钟。此穴可用于治疗眩晕、鼻出血、耳鸣、耳聋、颈项强痛、感冒等（图1-3）。

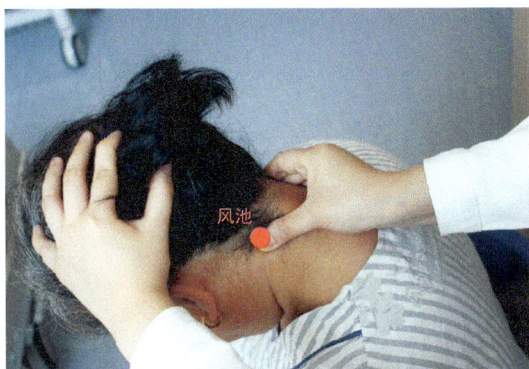

图 1-3

2. 肩痛可选择肩井穴

肩井穴：位于大椎穴与肩峰连线中点，采用正坐的姿势，此穴位于乳头正上方与肩线交接处。选用"按、揉"法，按摩2～3分钟。此穴可用于治疗肩酸痛、头酸痛、头重脚轻、眼睛疲劳、耳鸣、高血压、落枕等（图1-4）。

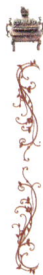

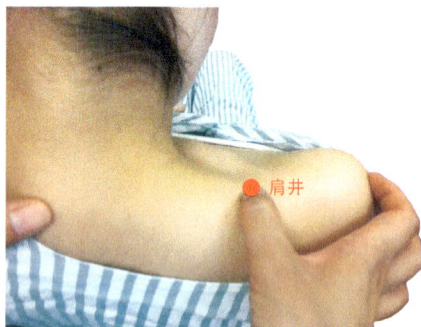

图 1-4

3. 鼻塞可选择迎香穴

迎香穴：位于人体的面部，鼻翼旁开约 1 厘米皱纹中，即鼻翼外缘中点旁，当鼻唇沟中。按摩时先用食指从迎香穴由下至上推至鼻根部，再由鼻根部回到迎香穴，反复 6～8 次，再选用"按、揉"法，按摩迎香穴 2～3 分钟。此穴可用于治疗鼻炎、鼻窦炎、牙痛、感冒等(图 1-5)。

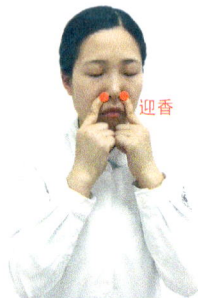

图 1-5

1. 保健养生常选足三里

足三里：位于外膝眼下四横指、胫骨边缘。取穴时，由外膝眼向下量 4 横指，在腓骨与胫骨之间，胫骨外侧旁开 1 横指即是。选用"按、揉"法，按摩 2～3 分钟。此穴为全身强壮要穴之一，主治甚广，可用于治疗胃痛、呕吐、消化不良、泄泻、便秘、中风、脚气、水肿、下肢不遂、心悸、气短、虚劳等(图 1-6)。

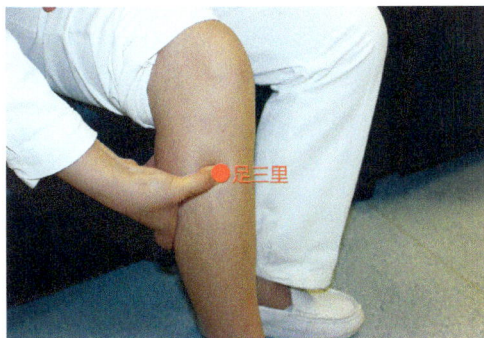

图 1-6

(二)按摩手法

常用手法有按、摩、拿、捏、揉等。上述手法，不是单纯孤立地使用，常常是几种手法相互配合进行使用。

(1)按：用拇指端、指腹或手掌在体表有节奏

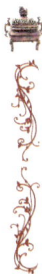

地按压,用力由轻而重。适用于全身各部穴位,具有放松肌肉、活血止痛的作用(图 1-7)。

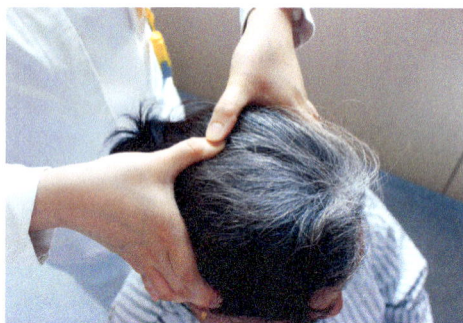

图 1-7

(2)摩:用手指或手掌在皮肤或穴位上进行柔和的摩擦,分掌摩法和指摩法。掌摩法一般用于腹部;指摩法一般用于面部、胸部或某些穴位。具有理气和中、活血止痛、散瘀消积的作用(图 1-8)。

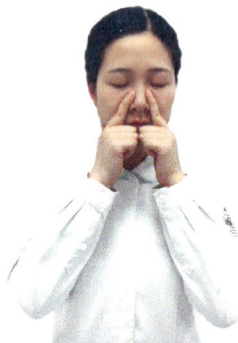

图 1-8

（3）拿：捏而提起谓之拿，即用拇指与食、中两指或拇指与其余四指相对用力，在一定部位或穴位上进行节律性地提捏。用力由轻而重，动作要和缓而有连贯性。适用于颈项部、肩背及四肢等部位。具有祛风散寒、舒筋通络等作用（图1-9）。

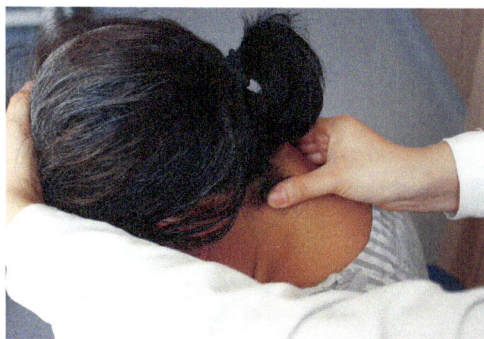

图 1-9

（4）捏：用拇指和其他手指在一定部位或穴位上做对称性挤压。操作时用力要轻柔，动作要协调而有节律，一般每分钟120～160次。适用于全身各部位，具有宽胸理气、消积导滞、活血化瘀、消肿止痛等作用（图1-10）。

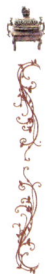

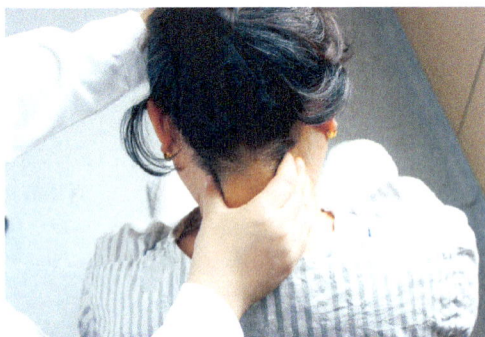

图 1-10

（5）揉：用手指或手掌在皮肤或穴位上进行旋转活动。具有舒筋通络、温经散寒、活血散瘀等作用（图 1-11）。

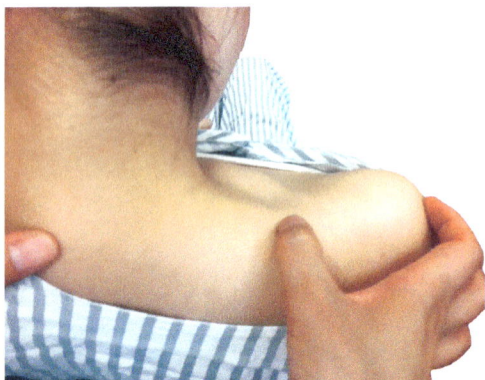

图 1-11

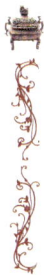

(三)操作要领

(1)取舒适体位,根据症状、发病部位、年龄及耐受性,正确选择穴位及适宜的按摩手法和刺激强度进行按摩。

(2)穴位要找准,按摩时会有酸、胀、重、麻的感觉。

(3)按摩动作要有节律和力度,手法应柔和、有力、持久、均匀,每穴按摩 2～3 分钟。按摩时注意保暖,防止着凉。

(4)穴位按摩后建议休息 15～30 分钟,勿吹对流风。

▌▌▌▌ 三、注意事项

(1)按摩前操作者修剪指甲。有皮肤病者不能给他人按摩,也不可以让他人为自己按摩,以防互相传染。

(2)餐后、饮酒后、洗澡后、大运动量后,不宜马上进行按摩。

(3)按摩区域的皮肤如较菲薄或存在皮疹、破损等情况,建议更换区域。

(4)选择合适的润滑剂,如滑石粉、按摩乳、按摩油等,选取时注意被按摩者是否对该润滑剂过敏。

穴位按摩

中医护理

（5）指摩时，运用"指腹"按摩，勿用指甲掐、抠等。避开骨骼突起处，以免损伤骨膜。老年人的骨骼变脆，关节僵硬，在按摩时不可用力过大。

（6）每次按摩时间，成人控制在 15～30 分钟，小儿 10～20 分钟。

二维码 1
穴位按摩
操作视频

第二章　中药泡脚

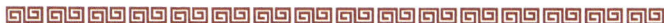

一、概述

中药泡脚是通过水的理化作用扩张毛细血管，使中药的有效成分充分通过毛细血管循环至全身经络，并配合相应穴位的手法刺激，从而疏通经络，改善血液循环，促进新陈代谢，调节神经系统，达到内病外治的目的。既可保证药物能达到周身经络，又不会出现口服药过量导致不良反应的情况。

足少阴肾经、足太阴脾经、足厥阴肝经皆起始于足部。中药泡脚适用非常广泛，可用于风湿性关节炎、类风湿关节炎、肩周炎、膝关节痛、背痛、头痛、面瘫、中风后遗症等的治疗。

二、操作方法

（一）常用泡脚处方及功效

（1）活血方：红花 15 克，乳香 30 克，丹参 30

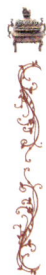

中药泡脚

中医调理

克,丁香 9 克,鸡血藤 30 克,没药 30 克,鬼箭羽 30 克,虎杖根 30 克,代水煎 400 毫升(图 2-1)。此方能起到活血行气、祛瘀通络、通痹止痛的作用。

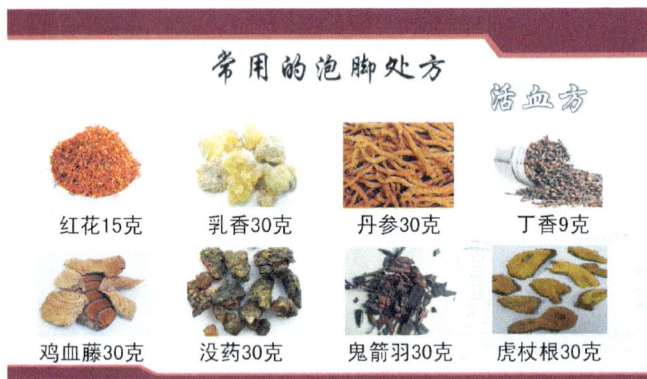

常用的泡脚处方　活血方

红花15克　乳香30克　丹参30克　丁香9克

鸡血藤30克　没药30克　鬼箭羽30克　虎杖根30克

图 2-1

主治:血行不畅,肢体疼痛。

(2)温经方:乳香 30 克,没药 30 克,红花 15 克,冰片 10 克,炮姜 15 克,五灵脂 15 克,急性子 30 克,代水煎 400 毫升(图 2-2)。此方能起到疏通经络、改善血液循环、促进新陈代谢、荣养经络的作用。

主治:寒凝血瘀,气血不畅,手足发凉,肢体麻木。

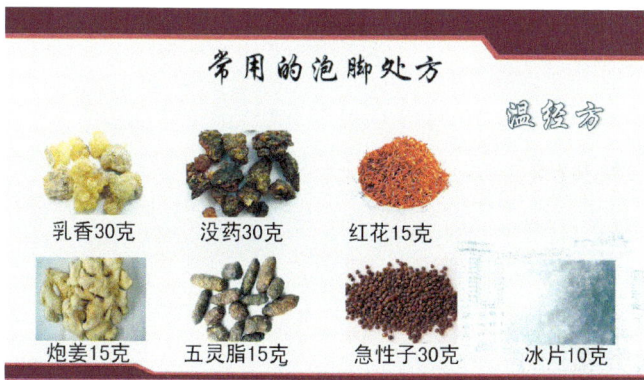

常用的泡脚处方

温经方

乳香30克　没药30克　红花15克

炮姜15克　五灵脂15克　急性子30克　冰片10克

图 2-2

（3）足癣方：一枝黄花 50 克，代水煎 400 毫升。此方能起到疏风清热、抗菌消炎的作用。

主治：真菌感染。

（4）散风通络颗粒洗剂：500～1000 毫升 40℃的温水中加入 100 克散风通络颗粒洗剂搅匀。此方能起到温经通络、破瘀活血、解热、降温、镇痛、散结消肿的作用。

主治：痛风引起的关节红肿剧痛。

(二)操作要领

（1）取舒适体位，根据症状，正确选择泡脚药物进行泡洗，泡洗前将水与药物充分搅匀。

（2）泡脚水温要适宜，以 37～40℃ 为宜，用手腕内侧试温不烫即可（图 2-3）。

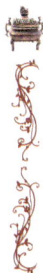

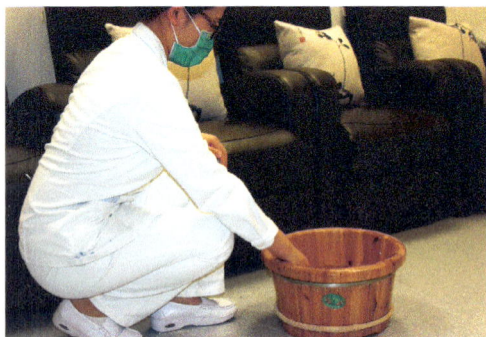

图 2-3

（3）充分暴露泡洗部位，以药液浸没双足踝关节上 10 厘米左右为宜，泡洗 20～30 分钟即可（图 2-4）。

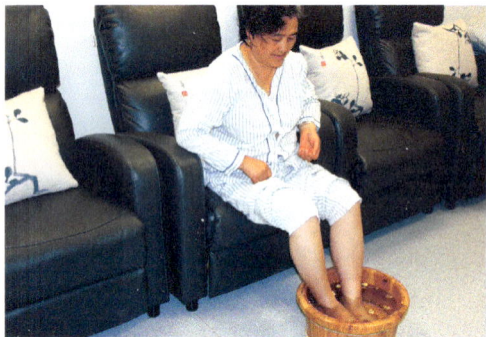

图 2-4

（4）在泡洗过程中可适当按摩涌泉穴（图 2-5）、三阴交等穴位，以增强疗效，每穴按摩 2～3 分钟。

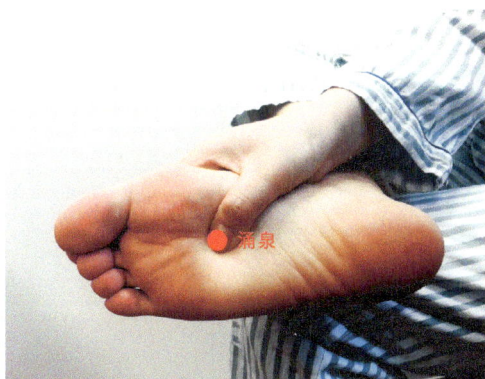

图 2-5

（5）中药泡洗后，建议饮 200 毫升温开水。

附:足部常用穴位及功能

（1）涌泉穴:位于足前部凹陷处第 2、3 跖趾缝纹头端与足跟连线的前三分之一处（图 2-6）。

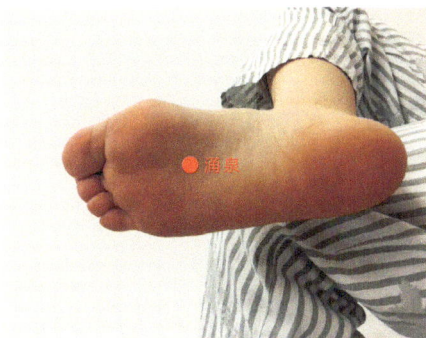

图 2-6

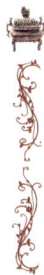

主治：失眠、高血压、眩晕、糖尿病、下肢瘫痪、小儿惊风、癫痫等。

（2）三阴交穴：位于小腿内侧，内踝高点上三寸（四横指）（图2-7）。

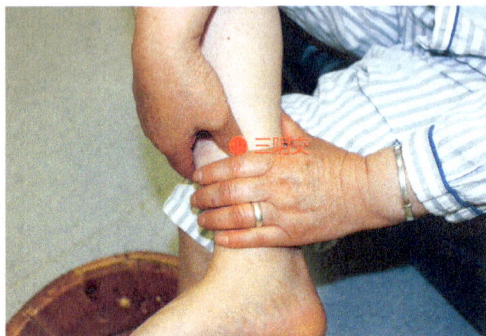

图 2-7

主治：腹痛、腹胀、泄泻、便溏、月经不调、遗精、遗尿、失眠、神经衰弱等。

三、注意事项

（1）中药泡脚宜选用木质盆，其具有良好的保温效果，属于纯天然材料，无毒副作用（图2-8）。

（2）中药泡脚贵在坚持。不要泡洗一两次，觉得作用不明显就放弃。中医中药疗法在疗程方面相对较长，需要坚持一段时间，才能看到明显的效果。

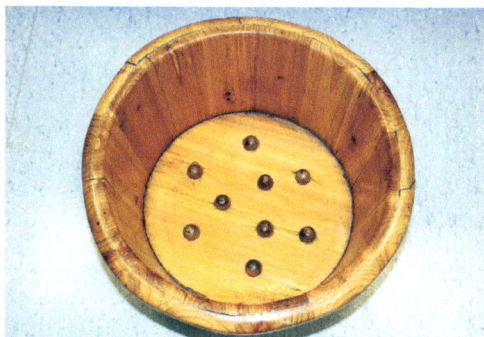

图 2-8

（3）中药不可翻泡多次。不论是草药直接泡洗还是代水煎后药液泡洗，一剂中药药效一般用两次就已经全部释放，故一帖中药最多泡两次。

（4）泡洗时建议关闭门窗，注意保暖，泡洗过程中如出现红疹、瘙痒、心悸、头晕目眩等不适症状应立即停止泡洗，必要时前往医院就诊。

（5）严重心肺功能障碍、出血性疾病者禁用。低血压、经常头晕的人不宜用太热的水泡洗；空腹及餐后 1 小时内不宜泡洗；药物皮肤过敏者、孕妇、月经期者、皮肤有破损者慎用。

二维码 2
中药泡脚
操作视频

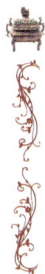

中药泡脚

中医
护理

第三章　刮痧疗法

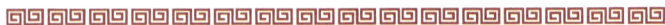

一、概述

　　刮痧,是利用刮痧器具,刮拭经络穴位,通过良性刺激,充分发挥营卫之气的作用,使经络穴位处充血,改善局部微循环,起到祛除邪气、疏通经络、舒筋理气、祛风散寒、清热除湿、活血化瘀、消肿止痛的作用,以增强机体自身潜在的抗病能力和免疫功能,从而达到扶正祛邪、防病治病的目的。多用于治疗夏秋季时病,如中暑、外感、胃肠道疾病等。

二、操作方法

(一)刮痧部位及方法

　　(1)颈肩部:先沿着后发际正中直上 1 寸的风府穴至大椎穴刮,再沿着风池穴到肩膀左右两侧的肩井穴构成的弧线刮拭(图 3-1)。

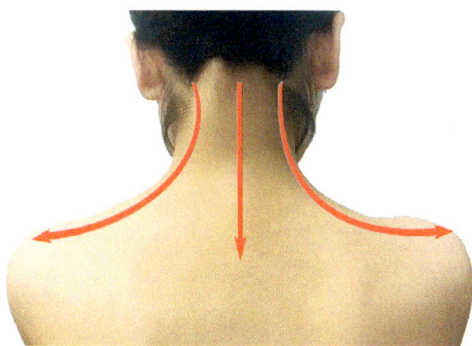

图 3-1

（2）背部：背部一般先自上向下刮拭膀胱经（内膀胱经：脊椎旁开 1.5 寸），再沿肋间向脊椎左右两侧呈弧状刮拭（图 3-2）。

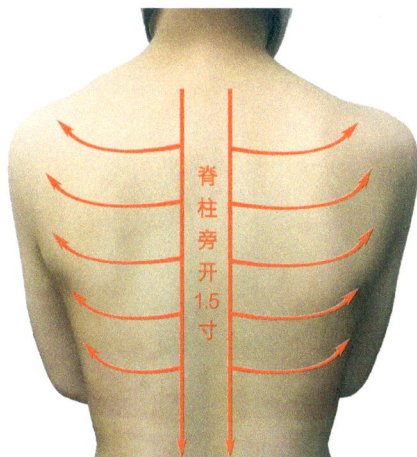

脊柱旁开 1.5 寸

图 3-2

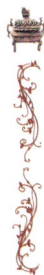

刮痧疗法

中医调理

（3）胸部：胸部正中线用刮板角部自上向下刮拭。胸部两侧以身体前正中线为界，由内向外沿肋骨走向刮拭，注意避开乳头部位。

（4）腹部：腹部由上向下刮拭。有内脏下垂者，应由下向上刮拭。

（5）四肢：四肢由近端向远端刮拭，关节骨骼凸起部位顺势减轻力度。

（二）操作要领

（1）取舒适体位，根据症状及刮治部位，正确选择刮痧工具进行刮治（图 3-3）。

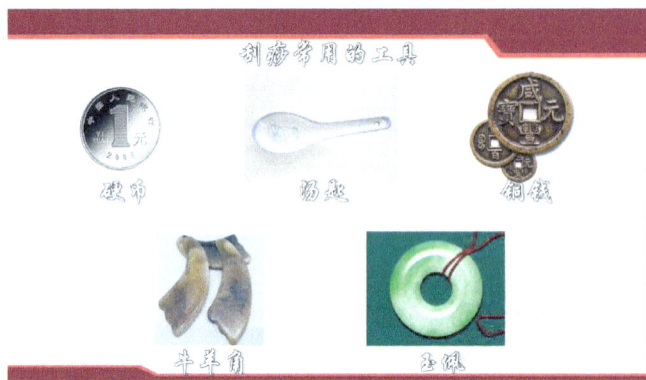

刮痧常用的工具

硬币　　汤匙　　铜钱

牛羊角　　玉佩

图 3-3

（2）操作前检查刮痧工具，边缘必须光滑，没有破损（图 3-4）。

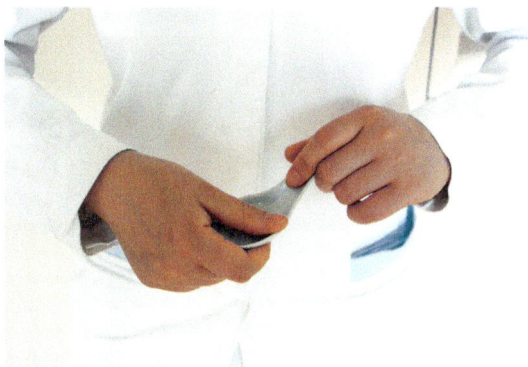

图 3-4

（3）充分暴露刮治部位，刮痧工具蘸水或润滑油，在选定部位单方向刮治，用力均匀，以局部皮肤红紫为度（图 3-5）。

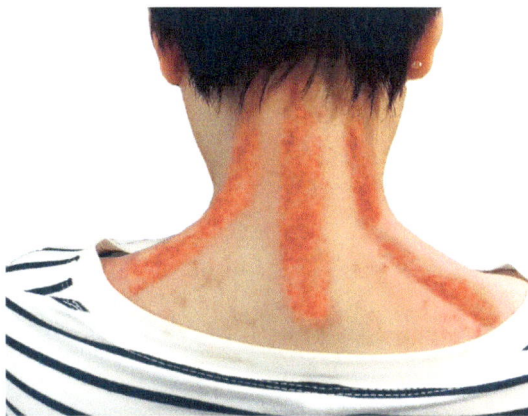

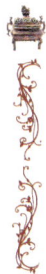

刮痧疗法

图 3-5

(4)在刮痧过程中注意保暖,刮痧后,喝一杯温开水,休息 20～30 分钟,避免直吹对流风,尤其是刮痧部位。出痧后 30 分钟内不宜洗冷水澡,前一次刮痧部位的痧斑未退之前,不宜在原处进行再次刮痧。

三、注意事项

(1)严重心脑血管疾病、肝肾功能不全、全身浮肿、急性扭伤、骨折、有出血倾向、过度饥饱、过度疲劳者禁忌刮痧。

(2)孕妇的腹部、腰骶部禁忌刮痧,否则会引起流产。

(3)为减轻刮痧时的疼痛感,可先泡热水澡或热敷后再刮。

(4)刮治区皮肤如有破损、皮疹等情况建议更换部位。

(5)刮痧过程中如出现胸闷、面色苍白、出冷汗等情况,应立即停止,取平卧位休息。

(6)如刮痧后病情症状无减轻,应立即送医院诊治。

二维码 3
刮痧疗法
操作视频

第四章　拔气罐

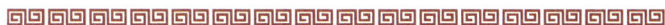

一、概述

拔气罐是以真空气罐为工具,将罐吸附于体表特定部位,利用抽吸等方法,排出罐内空气,使之造成负压,局部产生瘀血,致使瘀滞、凝结之气血,负而吸达,动而通畅,改善局部及全身脏腑经络之营养,具有调整阴阳、疏通气血、逐寒祛湿、促进机体新陈代谢、提高人体免疫功能等功效。可用于治疗风寒湿痹、外感风寒、咳嗽、跌打损伤、胃肠功能失调等疾病。

二、操作方法

(一)操作要领

(1)充分暴露拔罐部位,根据病情选取穴位及适当大小的气罐,检查罐口是否完整、光滑,有无裂痕(图 4-1)。

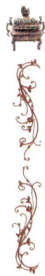

拔气罐

中医护理

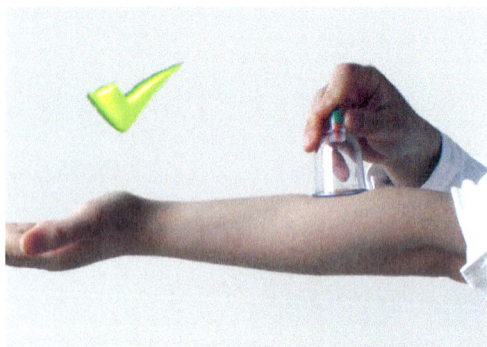

图 4-1

（2）将气罐顶部活塞上提一下，将罐口按扣在选定的部位（穴位）上不动，将负压枪口轻轻套住罐具顶部活塞后，垂直快速提拉杆数次，至罐内皮肤隆起、可耐受为度（图 4-2）。

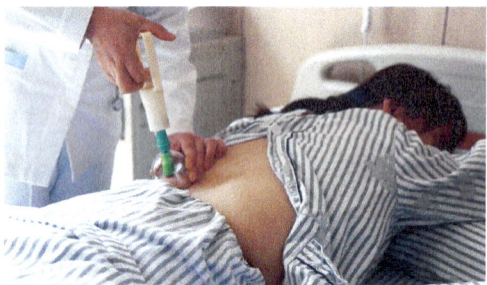

图 4-2

（3）罐具吸附于体表之后，将负压枪口左右轻轻旋动取下，留罐 10～20 分钟，注意保暖，如出现疼痛、皮肤过紧、皮肤颜色黑紫、出现水泡时应及时起罐（图 4-3）。

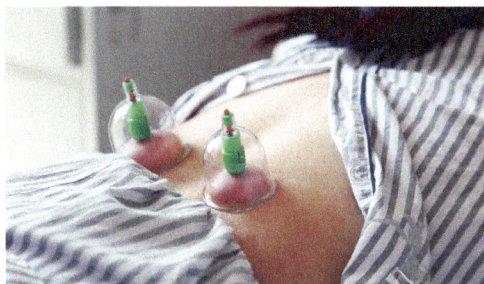

图 4-3

（4）起罐时提一下活塞即可顺利起罐（图 4-4）。

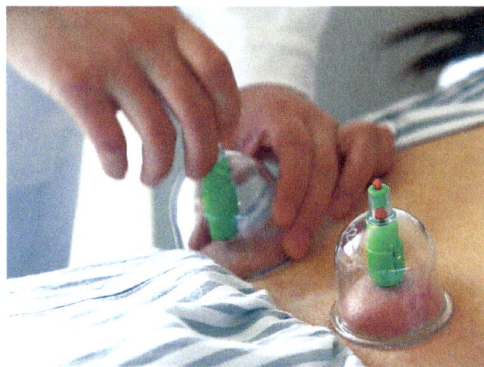

图 4-4

（二）常见症状的取穴

颈椎痛：肩井、大杼、天宗、曲池、合谷、阿是。

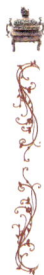

腰痛：肾俞、环跳、承扶、殷门、委中、承山、悬钟、风市。

高血压：大椎、肝俞、心俞、肾俞、曲池、足三里、三阴交。

肩周炎：肩井、大椎、天宗、外关、曲池、肝俞、血海、阳陵泉。

慢性胃炎：上脘、中脘、下脘、天枢、内关、足三里。

便秘：脾俞、大肠俞、支沟、天枢、上巨虚。

感冒发热：大椎、风门、肺俞、曲池、合谷、外关、太阳。

失眠：心俞、肾俞、脾俞、内关、三阴交、安眠。

头痛：合谷、大椎、太阳。

三、注意事项

（1）白血病、血友病、血小板减少性紫癜、过敏性紫癜、心力衰竭、严重皮肤病、恶病质、全身浮肿等患者不可拔罐。体质过于虚弱、消瘦、皮肤过敏、溃疡、肿瘤、身体大血管处、孕妇腰骶部均不宜拔罐。

（2）拔罐时需选取肌肉丰厚的部位，骨骼凹凸不平和毛发较多处不宜拔罐。

（3）拔罐数可根据部位而定，腰背部如病情需要,可同时拔4～8罐,一般部位可拔1～2罐。

(4)拔罐疗法可隔日或每日1次,如每日1次,必须更换穴位与部位。治疗急性病,如腹泻、重症风寒时,也可每日行2次。若1日多次拔罐,则留罐时间不宜过长。

(5)腰痛及肩背痛者1周1～2次,5次为一疗程;咳嗽者隔日1次,一般治疗2～4次。

二维码4
拔气罐
操作视频

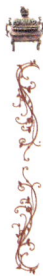

第五章　便秘推拿

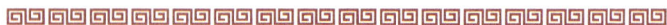

一、概述

　　便秘推拿是常用的中医推拿手法之一。便秘推拿能促进肠蠕动，配合穴位点揉法，取穴中脘、下脘、神阙、气海、关元、天枢，以达到和胃健脾、调畅气机、行滞通络、调和气血、以助纳运、润肠通便之功效。便秘推拿手法安全性高，疗效可靠，无副作用，同时该方法亦可避免因服用各种泻剂或肠动力药而损伤胃肠的弊端。但凡出现粪便干结、排便困难、排便次数减少、有排便未尽感或排便不畅感均可使用。

二、操作方法

（一）取穴方法

　　（1）中脘：在上腹部，前正中线上，脐中线上4寸。取穴时，采用仰卧的姿势，胸骨下端和肚脐连线中点即为此穴，有和胃健脾、通降腑气之效

（图 5-1）。

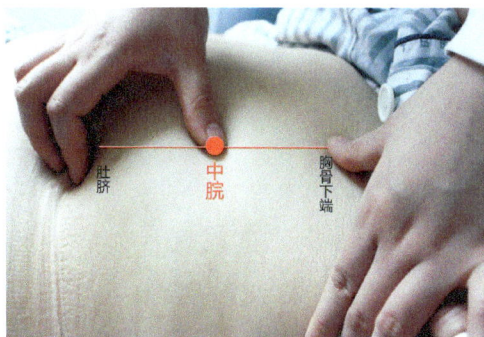

图 5-1

主治：胃痛、呕吐、反酸、呃逆、腹胀、泄泻等症。

（2）下脘：在上腹部，前正中线上，脐中线上 2寸，有和胃健脾、降逆止呕之效（图 5-2）。

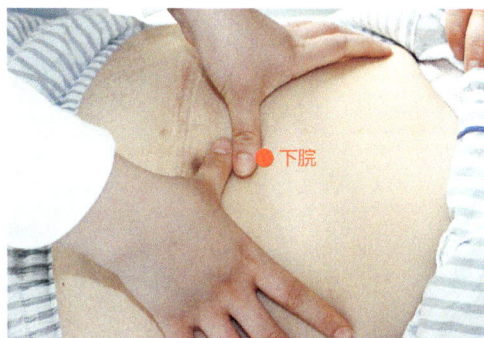

图 5-2

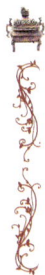

主治：腹痛、腹胀、泄泻、呕吐、食谷不化等症。

（3）神阙：在腹中部，脐中央。有温阳救逆、利水固托之效（图 5-3）。

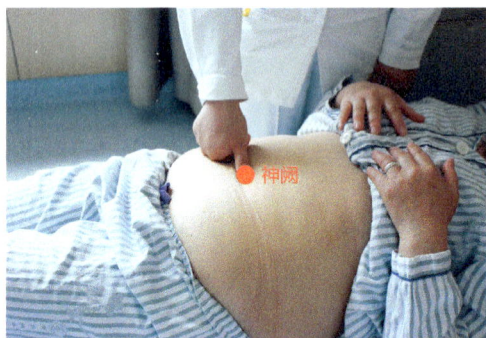

图 5-3

主治：腹痛、泄泻、脱肛、水肿、虚脱等症。

（4）气海：在下腹部，前正中线上，脐中下 1.5 寸，有升降开合、调畅气机之效（图 5-4）。

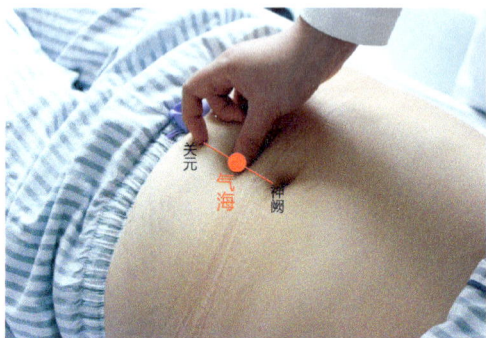

图 5-4

主治：腹痛、泄泻、便秘、遗尿、疝气、遗精、阳痿、月经不调、虚脱等症。

（5）关元：在下腹部，前正中线上，脐中下3寸，有培元固体、补益下焦之功效（图5-5）。

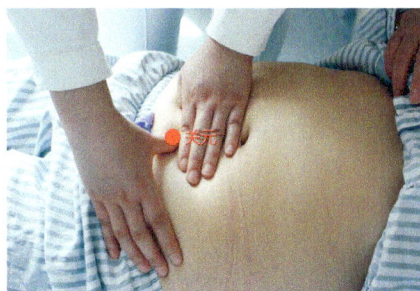

图 5-5

主治：腹胀、便秘、遗尿、尿闭、泄泻、遗精、月经不调等症。

（6）天枢：在腹中部，距脐中2寸，有升降气机、斡旋上下之功效（图5-6）。

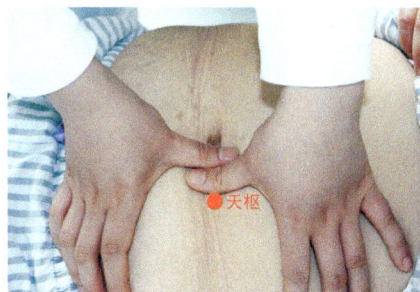

图 5-6

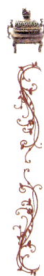

便秘推拿

中医护理

主治：腹痛、腹胀、肠鸣泄泻、便秘、肠痈、热病、疝气、水肿、月经不调等症。

附：关于同身寸的描述

中医常用的尺度——同身寸是取穴用的，是以患者本人手指作为标尺量取穴位的定位方法，称为"手指同身寸定位法"，又称"指寸法"。为便于操作，可在操作前进行尺寸的类比（图5-7）。

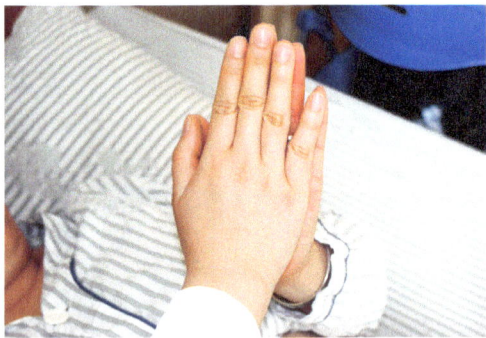

图5-7

常用的手指同身寸有以下3种（图5-8）：

（1）中指同身寸：以中指中节屈曲时内侧两端纹头之间作为一寸。

（2）拇指同身寸：以拇指指关节的宽度作为一寸，即常说的一指宽。

（3）横指同身寸：将食指、中指、无名指和小指

32

并拢,以中指中节横纹处为准,四指横量作为 3 寸,即常说的四指宽。

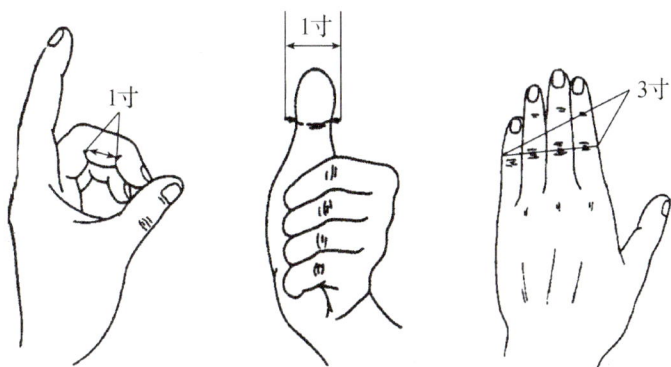

图 5-8

(二)操作要领

(1)取舒适体位,充分暴露腹部,注意保暖,双手蘸取合适的润滑油(图 5-9)。

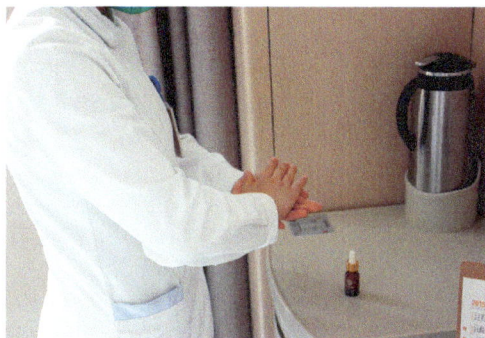

图 5-9

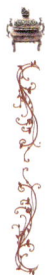

（2）双手相叠，全掌顺时针、逆时针方向用按法、摩法各按摩全腹 20 圈，力度由轻到重，由重到轻，以酸胀为度，不感疼痛为宜（图 5-10）。

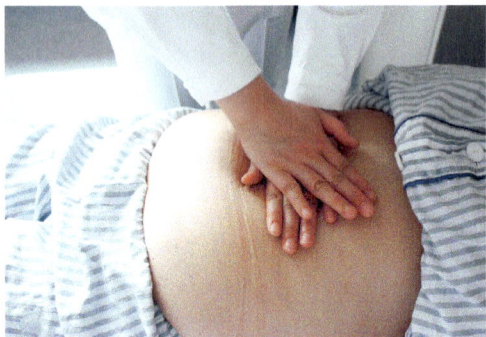

图 5-10

（3）用拇指或中指点揉或按揉中脘、下脘、神阙、气海、关元、天枢（双侧）（图 5-11）。

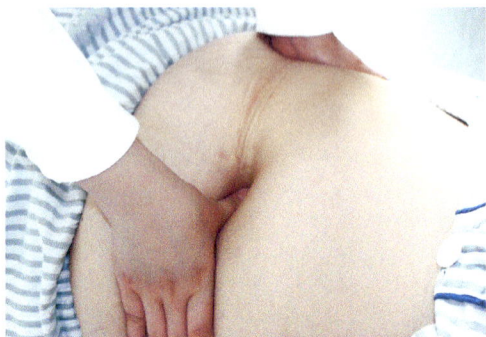

图 5-11

（4）再次顺时针按摩全腹 20 圈。

▌▌▌ 三、注意事项

（1）有先天性巨结肠、胃肠道肿瘤、肛门病变、脊柱裂、肠梗阻、肠嵌顿等疾病禁忌行便秘推拿。

（2）妊娠，腹部如有伤口、破损、皮疹等情况不建议操作。

（3）润滑双手可选植物油、麻油、凡士林、护手霜等，需询问便秘者是否对按摩油过敏。操作过程中，如手已干，可多次涂油。

（4）取穴手法应正确，点穴准确。

二维码 5
便秘推拿
操作视频

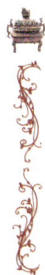

便秘推拿

中医调理

第六章　经络拍打

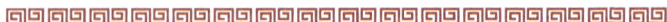

一、概述

经络是人体气血运行的通道，主要分为经脉、络脉，以及十二经别、十二经筋、十二皮部。经脉又分为十二经脉和奇经八脉。络脉又分为浮络、别络等。经络将人体内外连贯起来成为一个有机整体。中医经络拍打是根据中医经络学说，通过自我按摩和拍打特定经络循经路线及其关键穴位，达到疏通经络、交通阴阳、扶正祛邪、行气活血，使机体恢复阴阳平衡的和谐状态的一种中医外治法。适用于风湿痹痛、肢体瘫痪麻木、五脏六腑通达不利的治疗，如中风后肢体麻木、痉挛、偏瘫、口眼歪斜、耳鸣听力下降、便秘等。

二、操作方法

(一)常用经络功能及拍打路线

(1)手阳明大肠经：起于食指桡侧端商阳穴，

经过合谷穴,行于上肢伸侧前缘,直至肩部的锁骨窝方向(图 6-1)。

主治:头痛、上肢瘫痪、咽喉肿痛、中风、耳鸣。

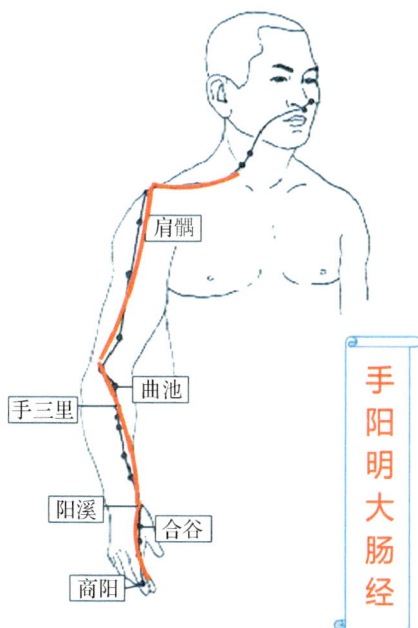

图 6-1

拍打路线:

顺经络:从商阳穴至肩髃穴。

逆经络:从肩髃穴至商阳穴。

(2)足阳明胃经:起于鼻翼旁(迎香穴),其分支下行至腹股沟处沿大腿前外侧至膝膑,沿下肢胫骨

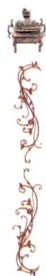

前缘下行至足背，进入第二足趾外侧端(图 6-2)。

主治：胃痛、腹胀、下肢痹痛、屈伸不利。

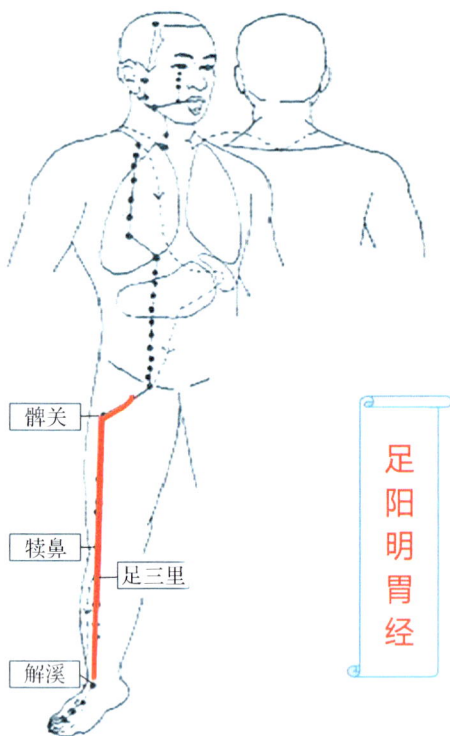

足阳明胃经

髀关

犊鼻

足三里

解溪

图 6-2

拍打路线：

顺经络：从髀关穴至解溪穴。

逆经络：从解溪穴至髀关穴。

（3）手厥阴心包经：起于胸中，其分支从胸中分出，出腋下天池穴，向上至腋窝下，沿上肢内侧中线入肘，过腕部，入掌中，沿中指桡侧至末端中冲穴（图6-3）。

主治：心悸、失眠、眩晕、偏头痛。

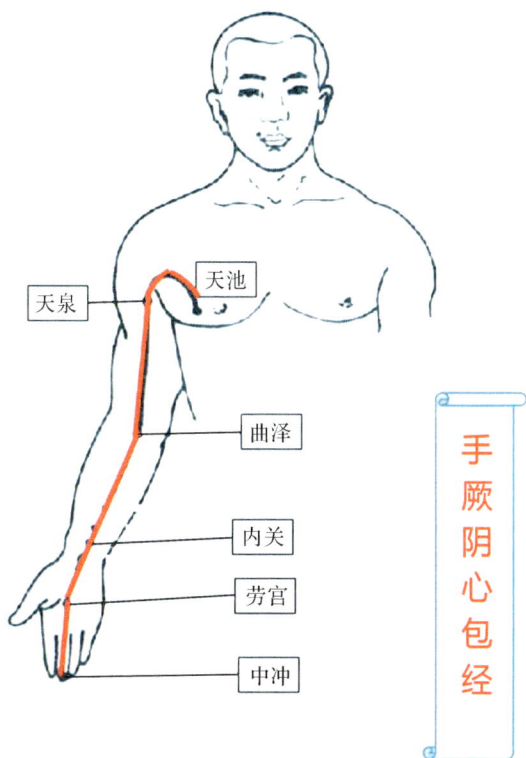

手厥阴心包经

图6-3

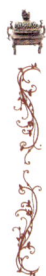

拍打路线：

顺经络：从天泉穴至中冲穴。

逆经络：从中冲穴至天泉穴。

（4）足少阳胆经：起于眼外角，其分支进入髋
关节部（环跳穴），向下沿下肢外侧，浅出外踝之
前，沿足背外侧进入第四足趾外侧端（图6-4）。

主治：下肢痿痹、腰痛、胁肋疼痛、胆道疾病。

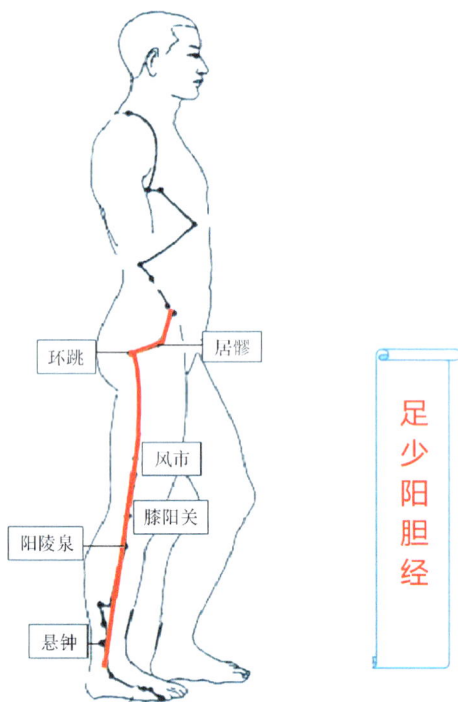

图 6-4

拍打路线：

顺经络：从环跳穴至悬钟穴。

逆经络：从悬钟穴至环跳穴。

(二)操作要领

以主治失眠的手厥阴心包经为例行经络拍打。

(1)取舒适体位，用手掌进行经络拍打，拍打动作要有节律和力度，拍打时注意保暖，防止着凉(图 6-5)

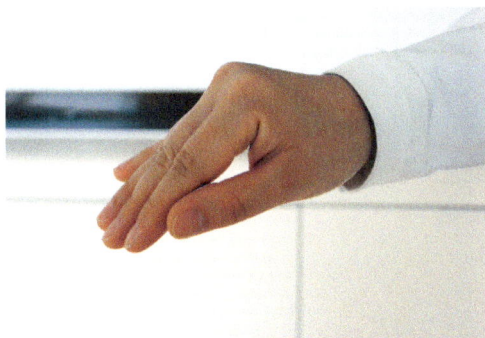

图 6-5

(2)每拍以拍打者半掌的进程循经拍打，120下/分钟(2 下/秒)，每日 2 次，每次拍打 15 遍。拍打时间为 20～30 分钟，以局部皮肤微红为度。

(3)拍打循经路线要正确，补则顺经络而拍、泻则逆经络而拍(图 6-6)。

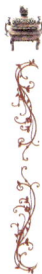

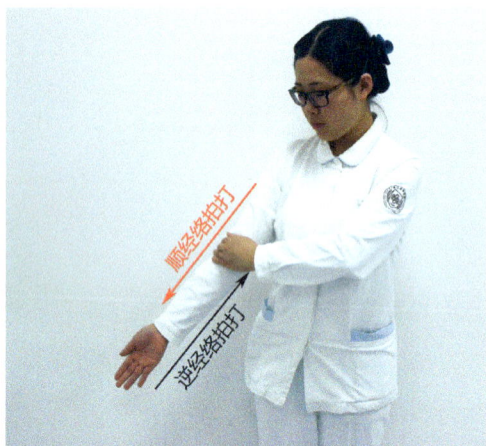

图 6-6

（4）经络拍打后可饮用 200 毫升温开水或姜枣汤，休息 15～30 分钟，勿吹对流风。

▌三、注意事项

（1）经络拍打可根据症状、拍打部位、年龄及耐受性，选用适宜的拍打工具（手掌、经络拍打锤、空心拳），选用经络锤拍打时应先检查经络锤有无破损。

（2）循经拍打时利用手腕力量，轻重适宜，以略酸痛为宜。拍打中遇特别酸痛之穴位，可再次拍打该点加强刺激。

二维码 6
经络拍打
操作视频

第七章　颈肩操

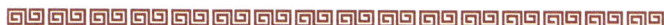

▌一、概述

颈肩操是由浙江省中医院运动专家和中医骨伤专家结合运动成功创编的大众中医保健操。颈肩运动法包含了百会穴、大椎穴、风池穴、肩井穴等督脉、胆经经络的按、压、揉、搓，充分发挥肩部的主要四块肌肉、肩胛肌和颈部肌肉的作用，对预防和治疗颈肩综合征、消除颈肩疼痛有显著的效果。

▌二、操作方法

第一节　按揉百会

方法：双手拇指分别置于左右耳尖，用左（右）食中指按摩百会穴（图 7-1）。每次四个八拍（图 7-2）。

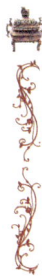

颈
肩
操

中医
调理

43

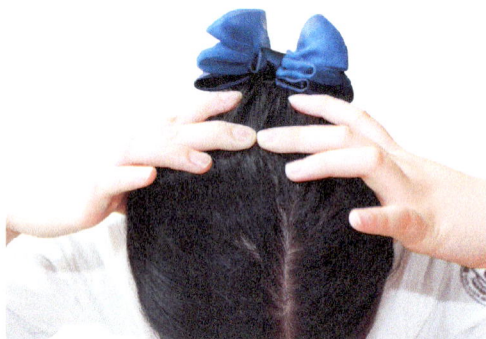

图 7-1

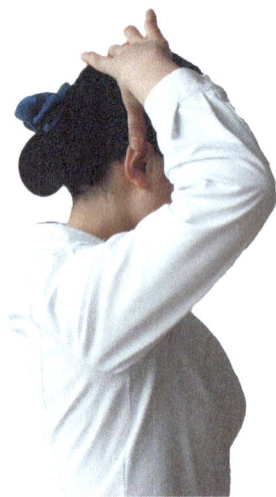

图 7-2

第二节　按揉风池

方法:双手拇指用力按摩风池穴(图 7-3),以酸胀为好。每次四个八拍(图 7-4)。

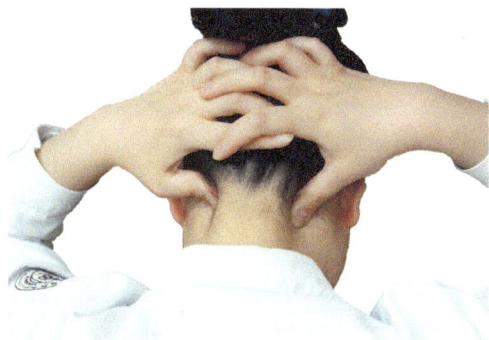

图 7-3

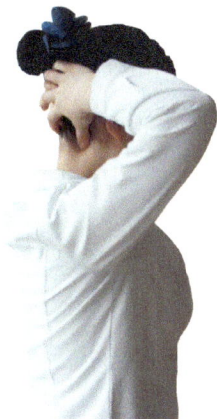

图 7-4

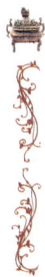

第三节　按揉肩井

方法：按摩时用拇指和四指"拿"肩井（图7-5），左右交替。每侧两个八拍，共四个八拍（图7-6）。

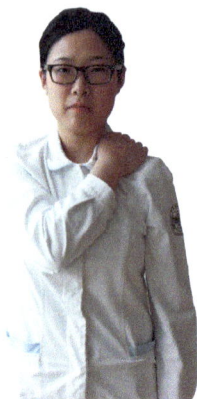

图 7-5

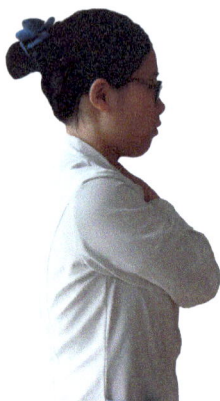

图 7-6

第四节　摩擦大椎

方法：按摩时用掌心左右来回摩擦大椎穴，左右手交替。每次四个八拍(图 7-7)。

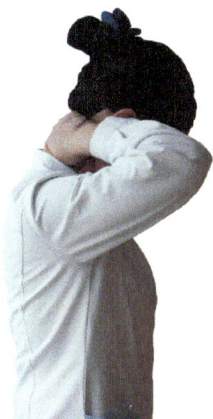

图 7-7

大椎穴：低头时后颈部的最高点(图 7-8)。

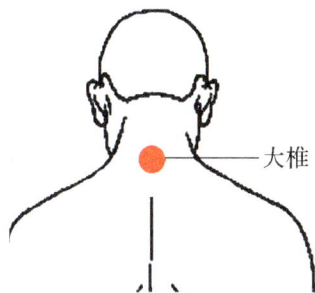

图 7-8

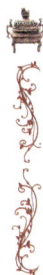

47

第五节　拿捏颈肌

方法:将左(右)手上举置于颈后,拇指放置于同侧颈外侧,其余四指放在颈肌对侧,拇指和四指用力对合,将颈肌向上提起后放松(图 7-9),沿风池穴向下拿捏至大椎穴。每次四个八拍(图 7-10)。

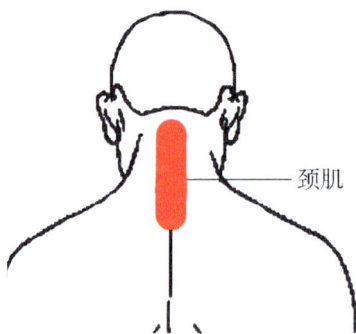

颈肌

图 7-9

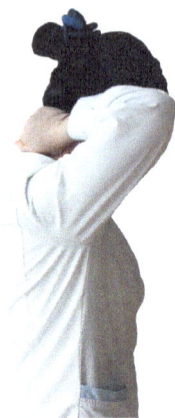

图 7-10

第六节　颈项力争

方法:双手十指交叉,放于颈后,头颈用力向后伸,双手用力向前顶。每次四个八拍(图 7-11)。

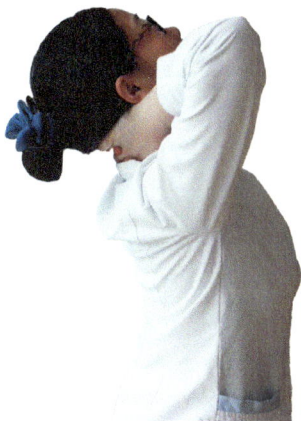

图 7-11

第七节　左顾右盼

方法:两手紧贴大腿两侧,两腿不动,头尽量往左后或右后方转。每次四个八拍(图 7-12、图7-13、图 7-14)。

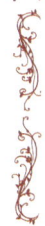

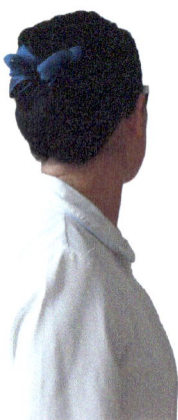

图 7-12

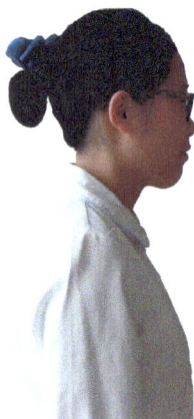

图 7-13

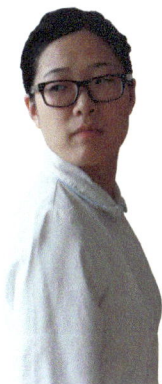

图 7-14

第八节 前推上举

　　方法：双手十指交叉，掌心向外，尽量前伸，然后上举过头，仰视手背 5 秒钟。每次四个八拍（图7-15、图 7-16）。

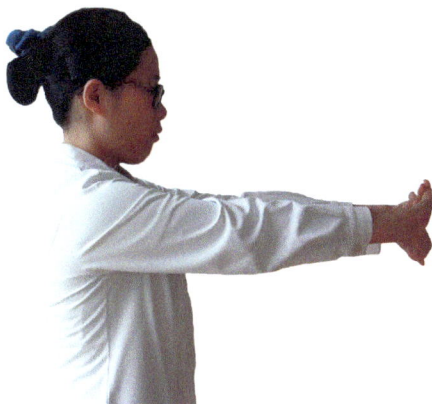

图 7-15

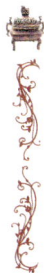

颈肩操

51

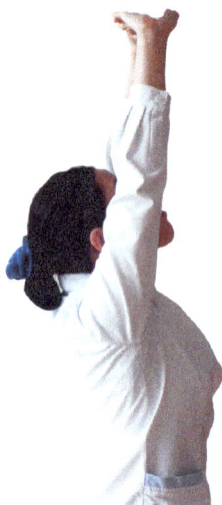

图 7-16

三、注意事项

（1）练习时动作缓慢，不可用力过大。

（2）练习时颈部肌肉一定要放松。

二维码 7

颈肩操

操作视频

（3）保证锻炼强度。

（4）动作要做到位。

（5）要长期坚持锻炼。

第八章 耳保健操

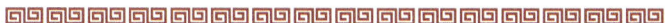

一、概述

中国有句俗话："要想全身少得病，勤揉耳朵与聆听。"传统医学认为耳朵与脏腑、经络关系密切，所以有"耳者，宗脉之所聚""一身之气贯于耳"之说。现代医学也认为，如果经常按摩耳朵，做耳保健操，可以促进机体血液、淋巴循环，加快新陈代谢，调节人体各种功能，提高免疫力，从而达到强身健体、防病治病、延年益寿的目的。

二、操作方法

第一节 青龙入云

方法：双手合掌互相摩擦四个八拍，使手掌发热，左右手掌对着耳廓（图 8-1），从下往上推拿摩擦四个八拍，使耳廓发热、发红（图 8-2）。

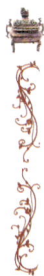

53

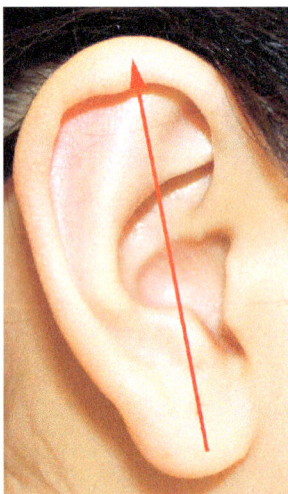

图 8-1

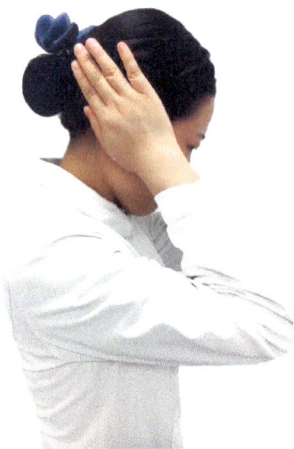

图 8-2

第二节　打虎上山

方法：用双手食指指腹，沿着耳背"降压沟"（图 8-3）由下往上按摩四个八拍（图 8-4）。

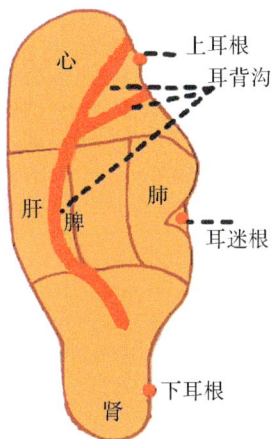

图 8-3

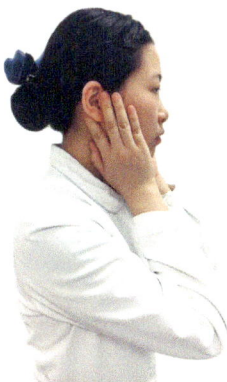

图 8-4

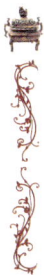

第三节　大鹏展翅

方法:用食指尖对插双耳三角窝(图 8-5),顺时针按摩四个八拍,其余四指展开如同大鹏翅膀(图 8-6)。

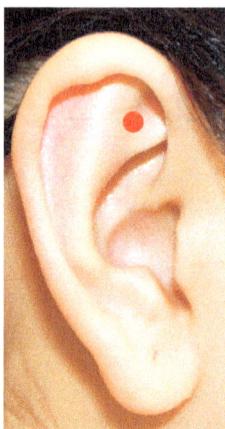

图 8-5

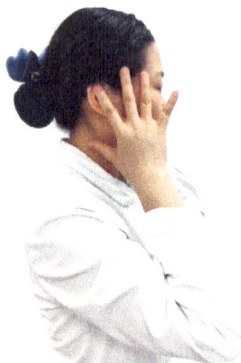

图 8-6

第四节　猿猴摘果

　　方法：用双手拇指、食指尖"摘"耳朵尖端即耳
尖穴（图 8-7）。共提摘四个八拍（图 8-8）。

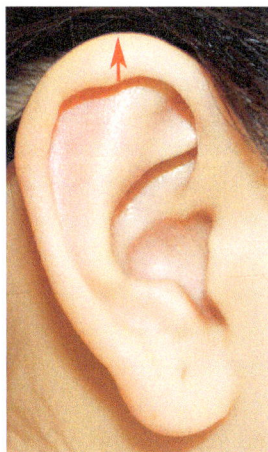

图 8-7

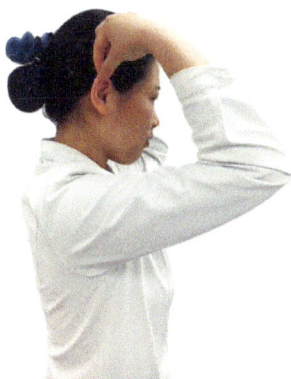

图 8-8

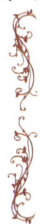

第五节　神龟探海

方法：用食指尖沿着耳甲艇、耳甲腔（图 8-9）来回按摩四个八拍，将人体五脏六腑耳穴一网打尽（图 8-10）。

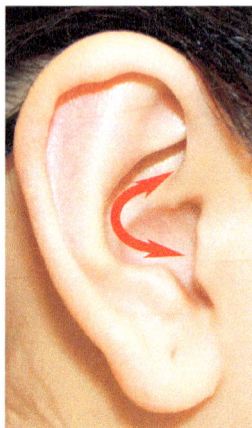

图 8-9

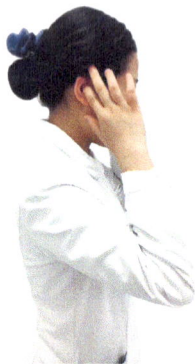

图 8-10

第六节　双龙戏珠

方法:用食指插入外耳道,与拇指一起捏耳屏（图 8-11）。直接刺激"内鼻""咽喉"等穴,每次四个八拍（图 8-12）。

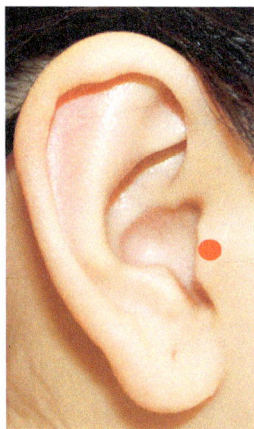

图 8-11

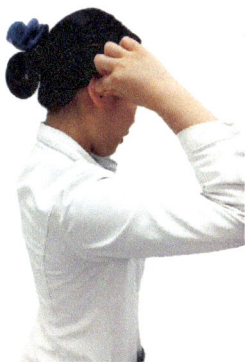

图 8-12

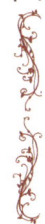

第七节　黄蜂入洞

方法：用食指插入外耳道口（图 8-13），用食指指腹，顺时针旋转按摩四个八拍（图 8-14）。

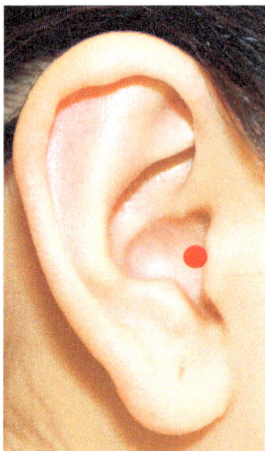

图 8-13

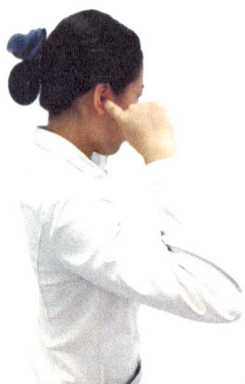

图 8-14

第八节　王子登山

　　方法：用拇、食二指指尖捏对耳轮（图 8-15），从对耳屏开始，上下来回按摩，共四个八拍（图 8-16）。

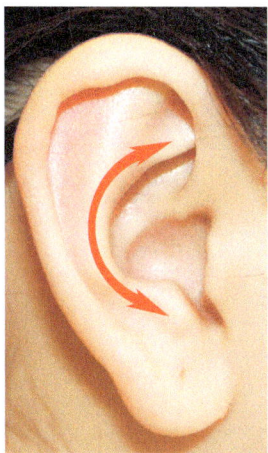

图 8-15

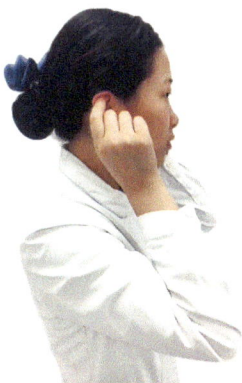

图 8-16

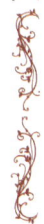

第九节　公主洗面

方法:用拇、食二指下拉耳垂(图 8-17),按摩四个八拍(图 8-18)。

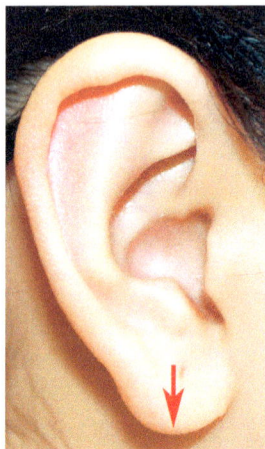

图 8-17

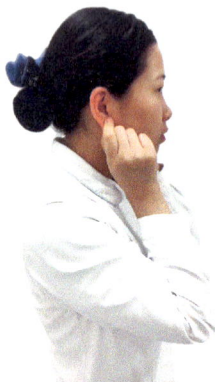

图 8-18

第十节　将军击鼓

方法:双手掌心(劳宫穴)对着耳空,中指点按风池穴,食指压在中指上(图8-19),然后顺势迅速滑下、弹后颈部,此时,耳朵里能听到"咚咚"击鼓声,每次四个八拍(图8-20)。

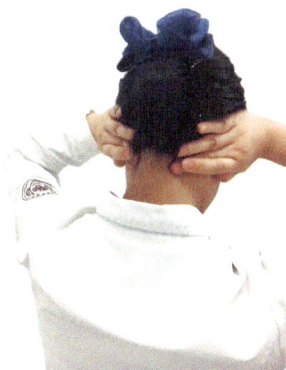

图 8-19

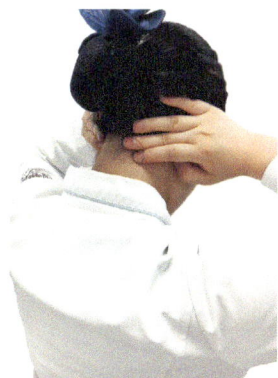

图 8-20

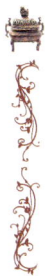

三、注意事项

(1)若耳廓皮肤出现伤口或皮疹,暂时不宜做耳保健操。

(2)按摩前要检查指甲,如指甲过长请进行修剪。

(3)按摩时力度要适中。

(4)需长期坚持做耳保健操。

二维码 8
耳保健操
操作视频

第九章　八段锦

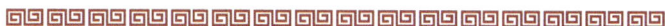

一、概述

　　八段锦是一套独立而完整的健身功法,它起源于北宋,至今有八百多年的历史。古人把这套动作比喻为"锦",意为五颜六色,美而华贵。八段锦被分为南北两派,各派别之间的练法有所不同,但均有动作舒展优美、动作简练、练习无须器械、无须场地的共同点。八段锦功法柔和缓慢,圆活连贯,祛病健身效果极好。

二、操作方法

第一段　两手托天理三焦

　　功效:从中医来讲,上焦主呼吸,中焦主消化,下焦主排泄。这套动作可以激发三焦,调节脏腑,对肠胃虚弱的人效果尤佳。

　　步骤:(1)两脚平行站立,与肩同宽,双臂内旋向内侧摆起,与髋同高,掌心向上,这是练习的基本动作(图 9-1)。

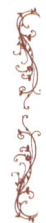

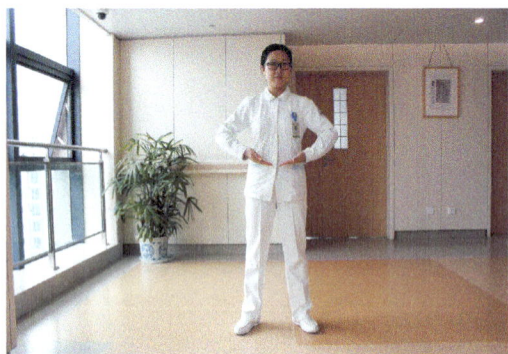

图 9-1

（2）十指交叉，放在胸前（图 9-2）。

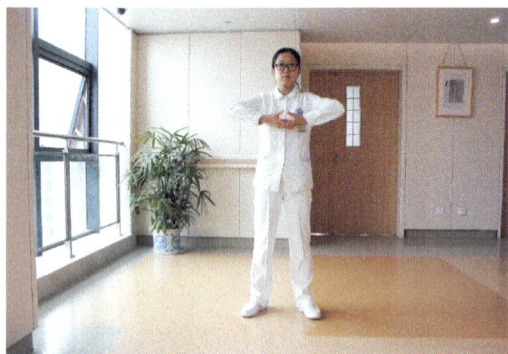

图 9-2

（3）翻转掌心向上高举过头。同时缓缓抬头上看，就好像顶天立地的感觉，这里我们可以停顿5秒（图 9-3）。

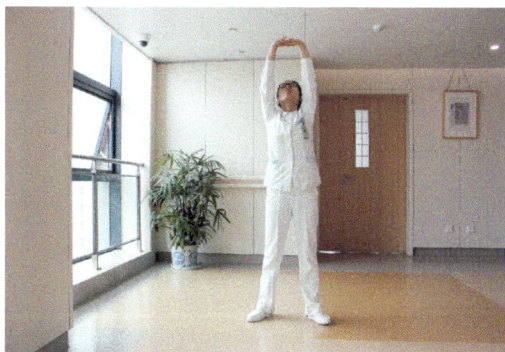

图 9-3

　　（4）翻转掌心朝下,落于腹部,随落随翻转掌心再朝上,微低头。如此两掌上托下落,练习 4 至 8 次（图 9-4）。

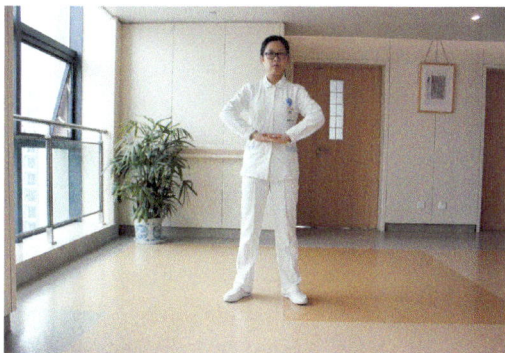

图 9-4

　　（5）整理动作（图 9-5）。

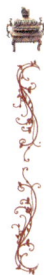

八段锦

中医护理

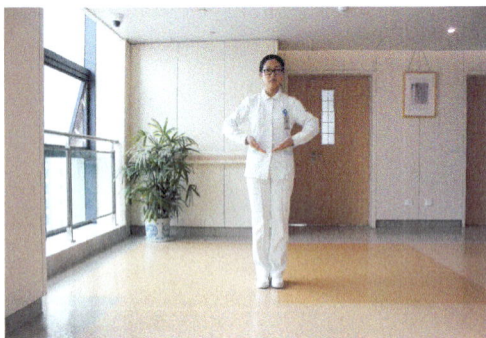

图 9-5

第二段　左右开弓似射雕

功效:改善胸椎、颈部的血液循环,同时增强了心肺功能。通过扩胸伸臂,使胸肋部和肩臂部的骨骼肌肉得到锻炼和增强,有助于保持正确姿势,矫正驼背等不良姿势。

步骤:(1)基本动作站立,呈马步式(图 9-6)。

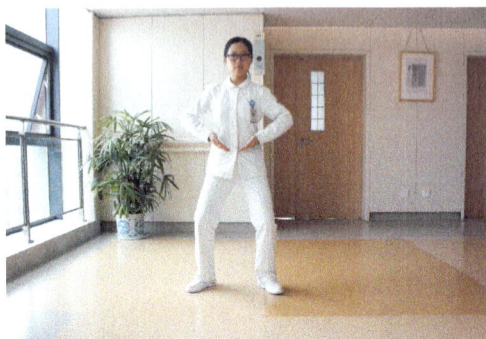

图 9-6

（2）右手握拳，左手向左平推，左臂展直，同时右臂屈肘向右拉回，右拳停于右肋前，眼看左手，就好像《射雕英雄传》里郭靖大侠拉弓射雕一样（图9-7）。

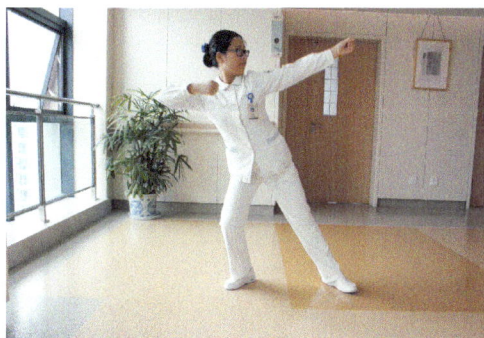

图 9-7

（3）整理动作（图9-8）。

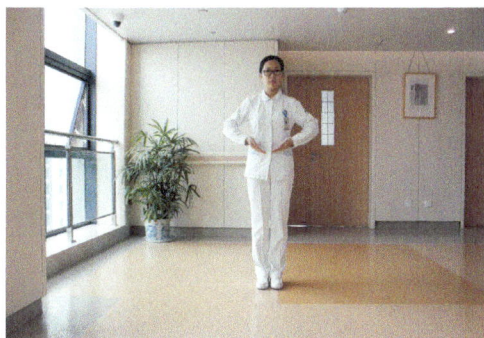

图 9-8

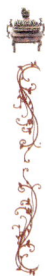

（4）动作与步骤（2）相同，唯左右相反。如此左右各开弓 4～8 次（图 9-9）。

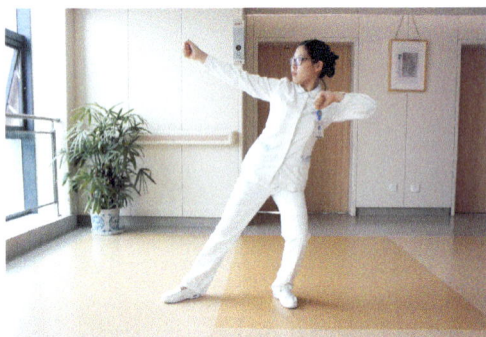

图 9-9

第三段　调理脾胃臂单举

功效：用于中焦，通过对肝胆脾胃等脏器的牵拉，从而促进胃肠蠕动，增强消化功能。

步骤：（1）基本动作站立（图 9-10）。

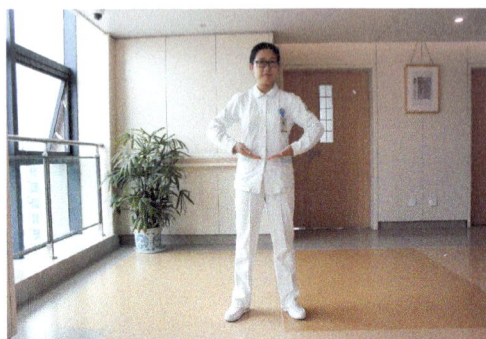

图 9-10

（2）左掌心朝上，指尖向右，眼睛向上看，同时右掌心向下按，指尖朝左（图9-11）。

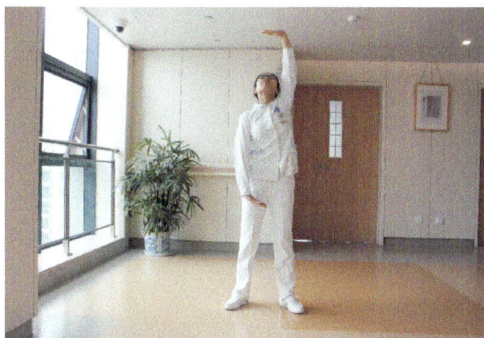

图 9-11

（3）基本动作站立（图9-12）。

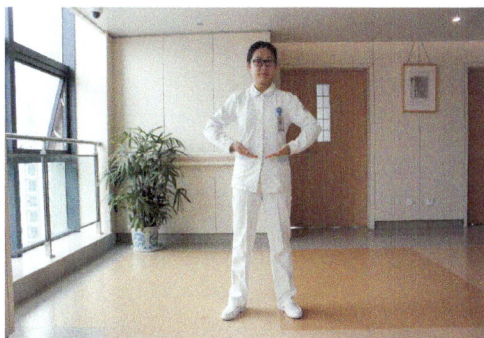

图 9-12

（4）动作同步骤（2），唯左右相反。如此左右手交替上举各4～8次（图9-13）。

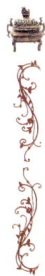

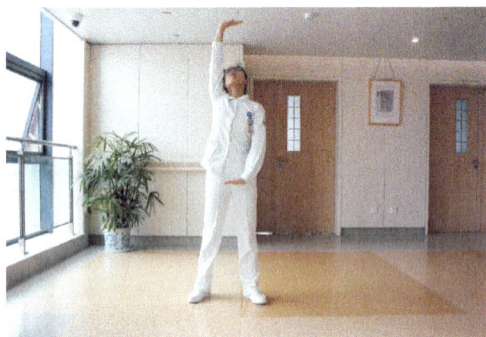

图 9-13

（5）整理动作（图 9-14）。

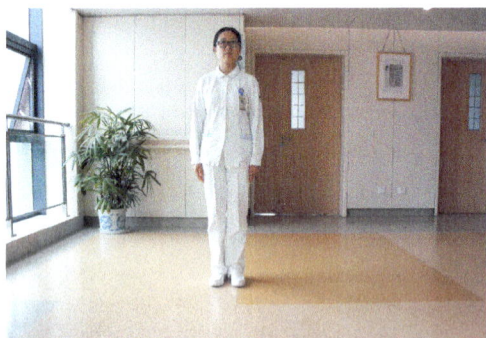

图 9-14

第四段　揉肝摩脾叩肾腰

　　功效：主要是对肝、脾、肾的按摩。长期坚持锻炼，有疏通带脉和任、督二脉的作用及护肝、强腰、壮肾、健脾胃的功效。

步骤：(1)基本动作站立（图9-15）。

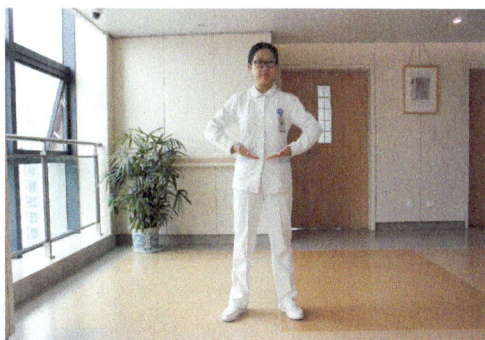

图 9-15

（2）右手放在左手手掌上交叉放于胸前，向小腹推送，同时配合吸气 10 次（图9-16、图9-17）。

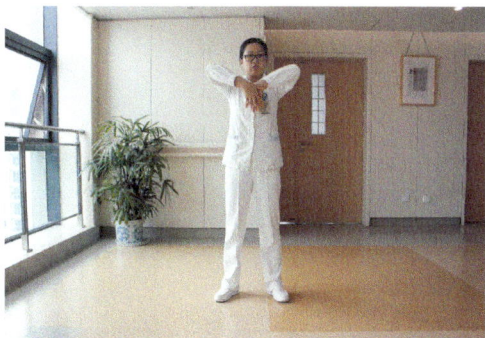

图 9-16

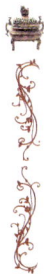

八段锦

中医护理

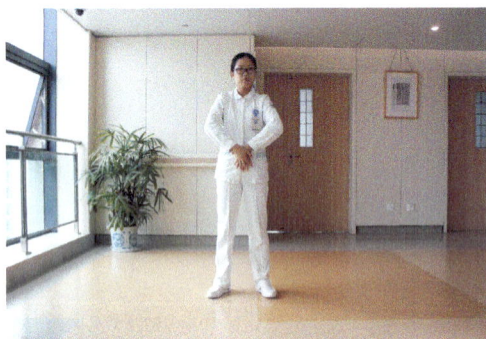

图 9-17

　　(3)两手握拳,轻叩腰背两侧 10 次(图 9-18、图 9-19)。

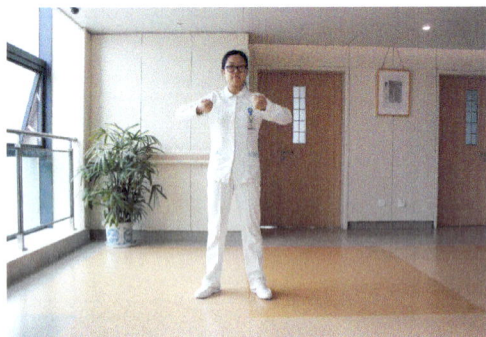

图 9-18

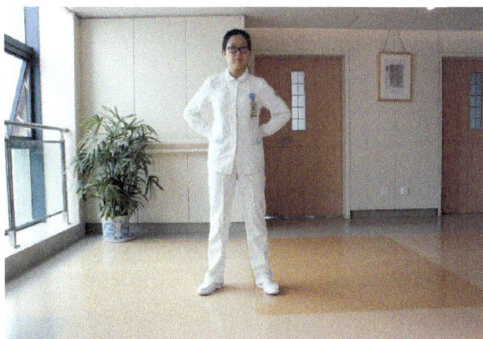

图 9-19

（4）整理动作（图 9-20）。

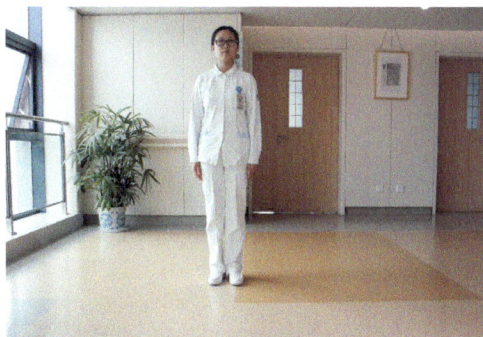

图 9-20

第五段　摇头摆尾去心火

　　功效：此式动作除可以解除紧张并使头脑清醒外，还可以消除交感神经的兴奋，以祛"心火"，有助于任、督、冲三脉的运行。

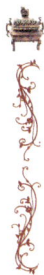

步骤:(1)马步站立,两手叉腰,屈身下俯(图9-21)。

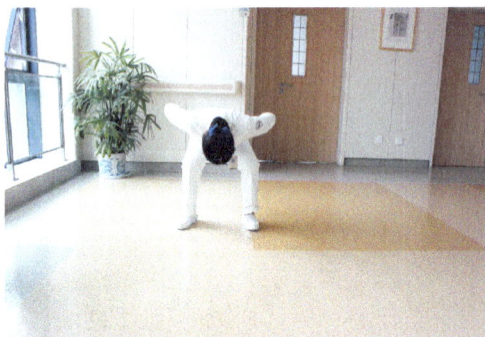

图 9-21

(2)头自左下方经体前至右下方,像小勺舀水似地引颈前伸,自右侧慢慢将头抬起(图9-22)。

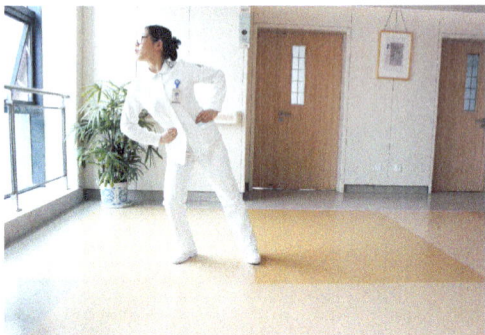

图 9-22

(3)拧腰向左,身体恢复马步,同时全身放松

（图 9-23）。

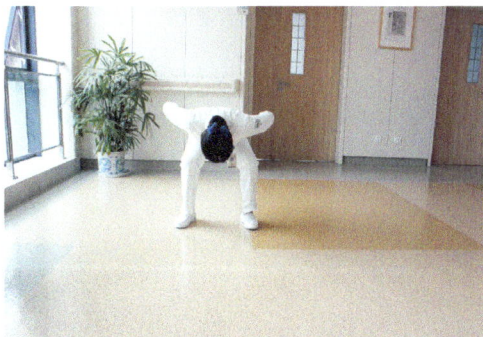

图 9-23

　　（4）动作与步骤（2）相同，唯左右相反。左右
交替进行各做 4～8 次（图 9-24）。

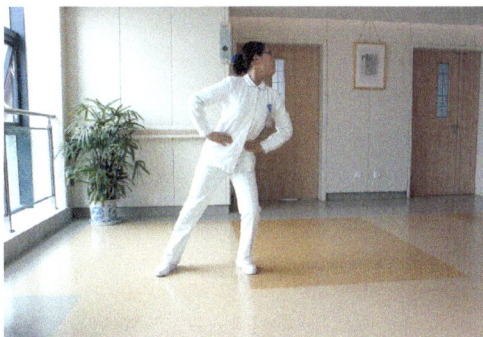

图 9-24

第六段　两手攀足固肾腰
功效：加强腹部及各个内脏器官的活动，如

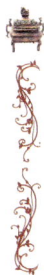

肾、肾上腺、腹主动脉、下腔静脉等。年老体弱者、有较重的高血压和动脉硬化患者，俯身时头不宜过低。

步骤：（1）基本动作站立，两掌分按脐旁（图9-25）。

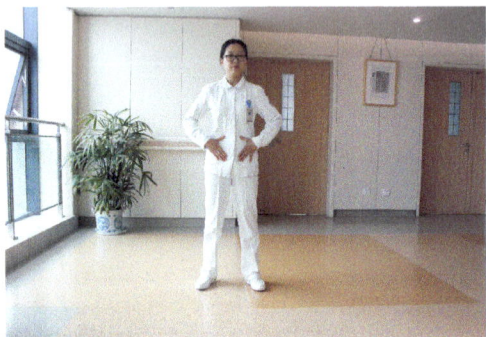

图 9-25

（2）两掌沿带脉分向后腰（图9-26）。

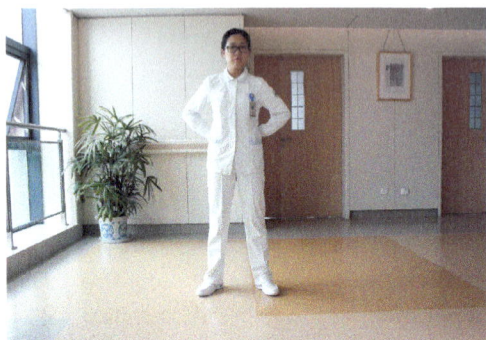

图 9-26

（3）上半身缓缓前倾，两膝保持挺直，如果挺直有困难的话，可以微微屈膝，量力而行，同时两掌沿尾骨、大腿后侧向下按摩至脚跟。沿脚外侧按摩至脚内侧（图 9-27、图 9-28、图 9-29）。

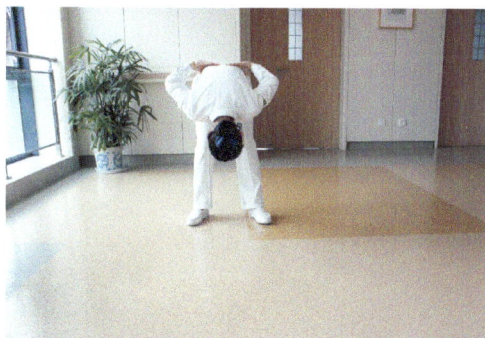

图 9-27

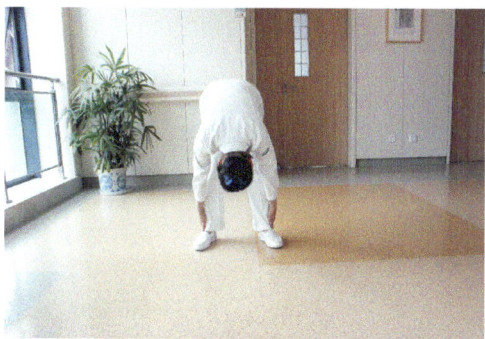

图 9-28

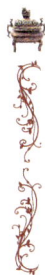

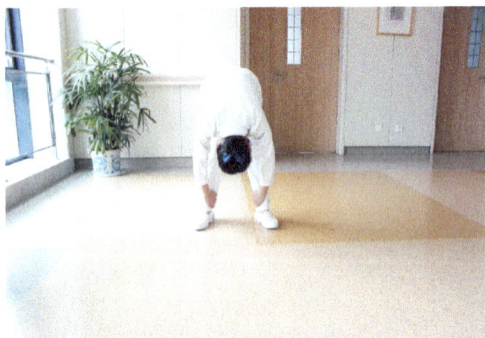

图 9-29

（4）上体展直，同时两手沿两大腿内侧按摩至脐两旁。也可以根据自己的喜好进行拍打，如此反复俯仰 4～8 次（图 9-30、图 9-31）。

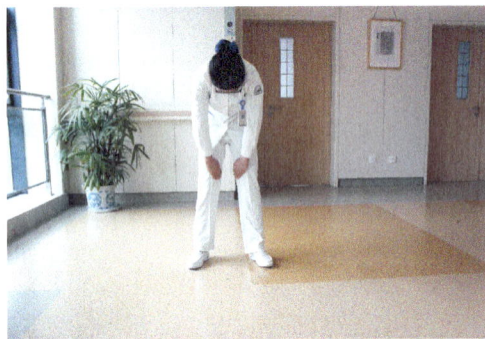

图 9-30

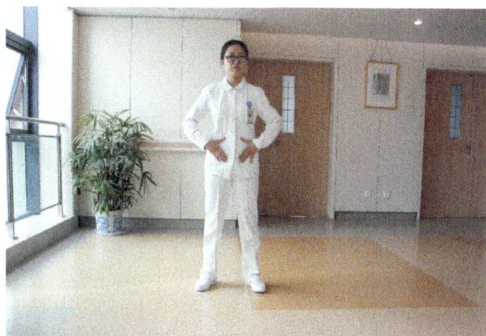

图 9-31

第七段　攒拳怒目增气力

功效:舒畅全身气机,增强肺气,有利于气血运行,并有增强全身筋骨和肌肉的作用。

步骤:(1)呈马步状,两手握拳分置腰间(图 9-32)。

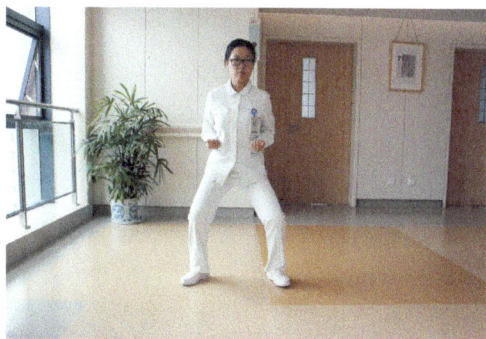

图 9-32

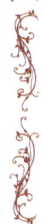

八段锦

（2）左拳向前方击出，展开手掌，掌心向上，水平外展回收，并呈仰拳置于腰间（图 9-33、图9-34、图 9-35、图 9-36）。

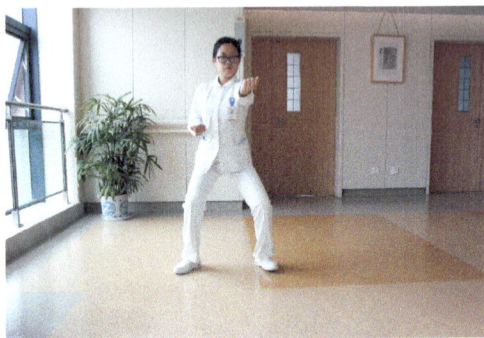

图 9-33

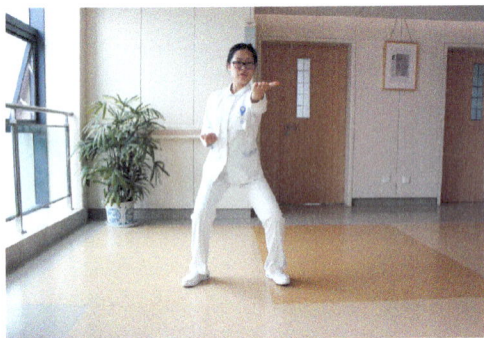

图 9-34

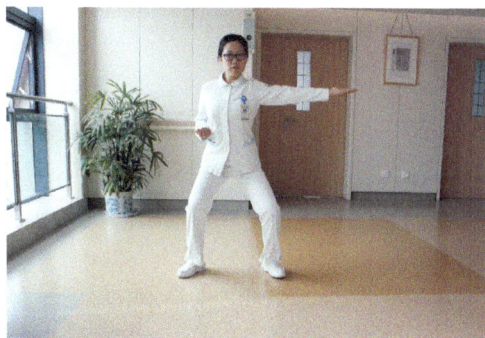

图 9-35

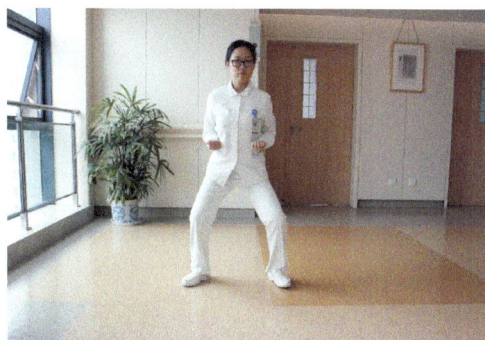

图 9-36

（3）动作与步骤（2）相同，唯左右相反。如此左右交替各击出 4～8 次。

第八段　背后七颠百病消

功效：可以放松全身，并将"浊气"自头向涌泉引之，排出体外。同时有利于脊髓液的循环和脊

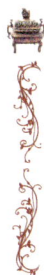

髓神经功能的增强，进而加强全身神经的调节作用。这也是最后的收尾动作。

步骤：(1)基本动作站立(图 9-37)。

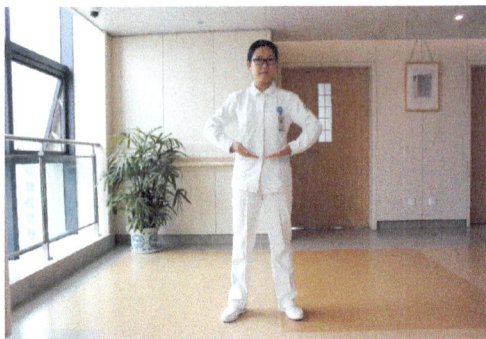

图 9-37

(2)两臂自身侧上举过头，同时脚跟提起，配合吸气(图 9-38)。

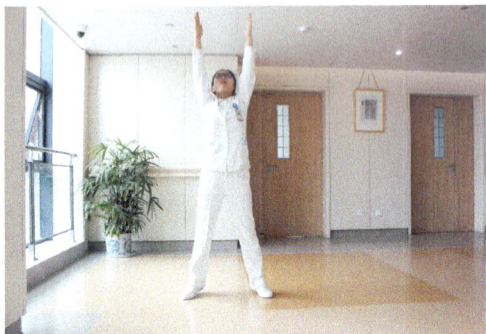

图 9-38

（3）两臂自身侧下落，脚跟亦随之下落，并配合呼气。全身放松。如此起落 4～8 次（图 9-39）。

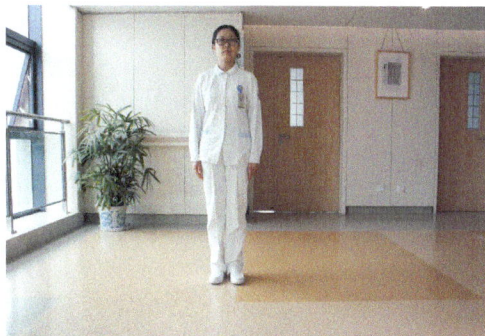

图 9-39

三、注意事项

（1）松静自然、准确灵活、练养相兼、循序渐进。

（2）练习时动作缓慢，不可用力过大。

二维码 9

八段锦

操作视频

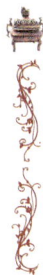

第十章　体质辨识与食疗

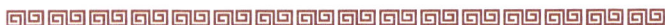

一、概述

　　体质现象是人类生命活动的一种重要表现形式，它与健康和疾病密切相关。早在医学起源时期即出现了对体质的认识论述。中医对体质的论述始于2200年前的《黄帝内经》，书中对体质的形成、体质的特征与分型，以及体质与疾病发生、发展、预后和治疗的关系等均有论述。

　　2009年4月9日，中华中医药学会正式发布《中医体质分类与判定》标准，该标准是我国第一部指导和规范中医体质研究及应用的文件，旨在为体质辨识及与中医体质相关疾病的防治、养生保健、健康管理提供依据，使体质分类科学化、规范化。该标准将体质分为平和质、气虚质、阳虚质、阴虚质、痰湿质、湿热质、血瘀质、气郁质、特禀质九个类型（图10-1），是应用了流行病学、免疫学、分子生物学、遗传学、数理统计学等多学科交叉的方法，经中医临床专家、流行病学专家、体质学专家等多次论证而建立的体质辨识的标准化工具。

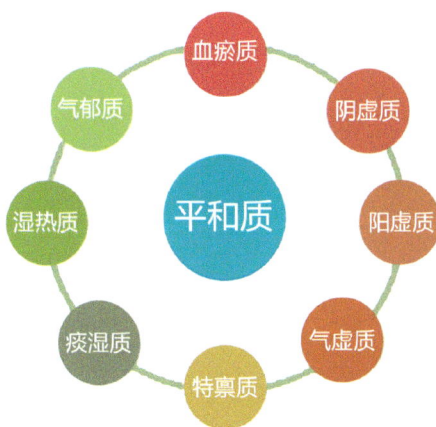

图 10-1

饮食对于体质变化的影响作用不言而喻。中医认为"内伤脾胃,百病由生"。饮食不当会导致消化系统的重要脏腑脾胃发生失和,脾胃受损影响机体对食物的受纳、消化和吸收,进而人体出现疾病,导致出现偏颇体质。饮食乃是人体后天吸收营养和天地之精华的重要途径,也是影响体质的重要因素。由于各种食物的性味不同,而人之五脏六腑,各有所好,五味对人体脏腑也各有不同选择,正所谓"嗜欲不同,各有所通"(《素问•六节脏象论》)。在日常生活中,明确自己的体质并依据个体差异,选择适合的食物,对于改善体质有积极作用。所以,认清自己的体质,合理选择饮食,

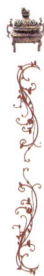

遵循体质养生，并长期坚持下去，定能达到健身强体、延年益寿的目的。

‖‖‖ 二、体质与食疗

（一）平和质

平和质是最健康、最稳定的体质，以体态适中、面色红润、精力充沛、脏腑功能状态强健壮实为主要特征的一种中医体质养生状态（图 10-2）。

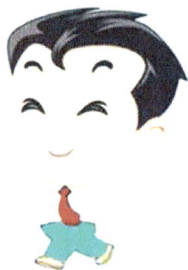

【正常】阴阳气血调和，以体态适中、面色红润、精力充沛等为主要特征

图 10-2

对于平和质的人来说，养生保健宜饮食调理而不宜药补，因为平和之人阴阳平和，不需要药物纠正阴阳之偏正胜衰，如果用药物补益反而容易

破坏阴阳平衡。至于饮食调理，首先要"谨和五味"，饮食应清淡，不宜有偏嗜。因五味偏嗜，会破坏身体的平衡状态。

平和质四季养生方法如下：

春季保肝。春季五行属木，五脏中肝属木，肝的特性就是"体阴而阳"。春季的气候特点总结起来就是"温燥""多风"，这时，我们的身体最容易受温燥之邪的侵犯，也就是肝最容易受害。为了防患于未然，我们要常饮菊花茶（图10-3），可平肝火，祛肝热，晚上睡前用热水泡脚。多吃润肺的梨，天麻和枸杞熬粥，平肝热，滋肾阴。

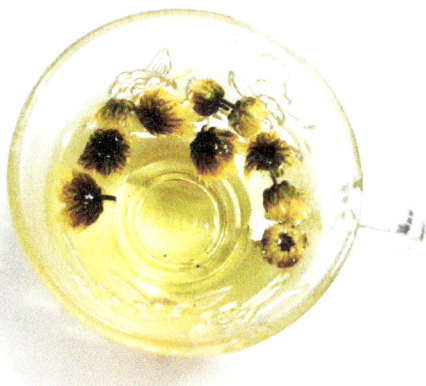

图 10-3

夏季养心。夏季最易受暑湿之邪的伤害，也就是人容易耗气伤阴，而且病程特别绵延难愈。

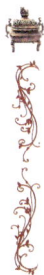

饮食要特别注意,常食绿豆粥,绿豆皮可以利尿。西瓜皮被誉为"天然白虎汤"(图 10-4),是清热解暑的佳品,用它加冰糖熬水喝可以彻底清热益气。心气不足的人,多吃酸性的食物可以收敛心气。梅子、醋、小豆、肉、韭菜等都是益心之品。

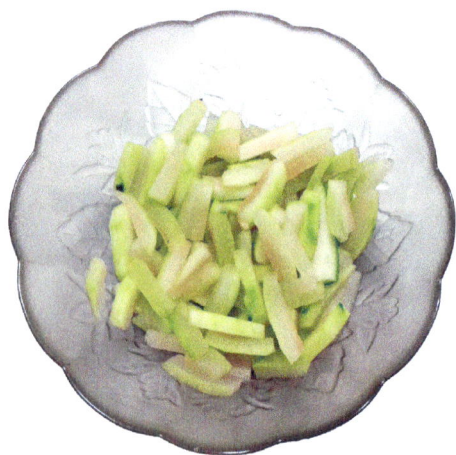

图 10-4

秋季护肺。秋天万物萧条,枯萎,在五行属金,人体此时阳气固收,才能便于冬藏。秋天的主要邪气是燥,在夏季转为秋季的时候,湿气虽然退了,但气温并没有降下来,这时,不注意饮食的人就容易出现咳痰带血丝,肺容易受伤,所以此时要少吃辛辣和煎炸烧烤的食物,多吃滋阴润肺之物,如梨、百合。用桑叶泡茶喝,或用百合、麦冬熬粥,这都是护肺的好方法。秋季的后半段,天气转凉,这时要"滋润",保养身体,不要吃寒凉之物,多喝温性药物泡的水,像陈皮(图 10-5)、苏叶两者合用最好,也可用麦冬、陈皮、桔梗熬粥喝。

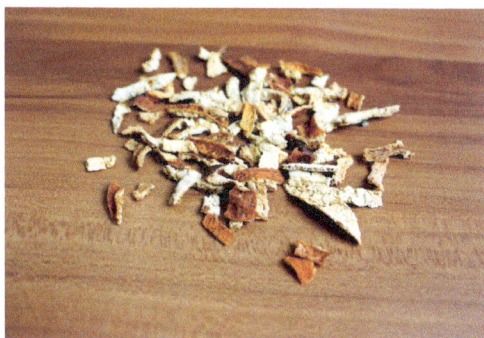

图 10-5

冬季补肾。冬季对人体的主要危害就是寒气。但是南北方有差别,南方寒湿较重而北方则以寒气为主,所以保健时也要区别对待。南方人在冬季要以温阳化湿为养生的原则,冬天要多吃温热的食物,如羊肉(图 10-6)、狗肉、辣椒,勿食寒凉之物。北方的冬季,寒气里经常夹杂着一点燥气,所以既要温阳,还要注意不能化燥,要防燥,在温热食物中要加一点滋阴的东西。吃完温热食物之后喝些枸杞茶,或熬点枸杞粥,吃点六味地黄丸和杞菊地黄丸。

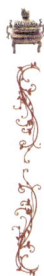

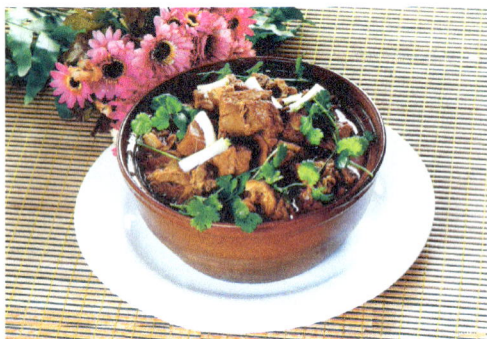

图 10-6

(二)气虚质

气虚质是指"一身之气不足,气息低弱,脏腑功能状态低下",原因是先天不足,后天失养或病后气亏、年老气弱、偏食、厌食等。由于平时体质虚弱,"气虚质"的人特别容易感冒,容易内脏下垂,而且发病后难以痊愈(图 10-7)。

气虚质饮食调养方法如下:

膳食原则为"益气"。在日常食物之外,人参、黄芪(图 10-8)、莲子、大枣、茯苓等都是不错的补充。注意尽量少吃油炸食物,少喝汤水。同时注意少食多餐,避免给本已虚弱的内脏太大压力。

气虚质

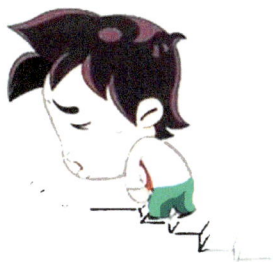

【疲乏】元气不足，常感到疲乏、气短、自汗等

图 10-7

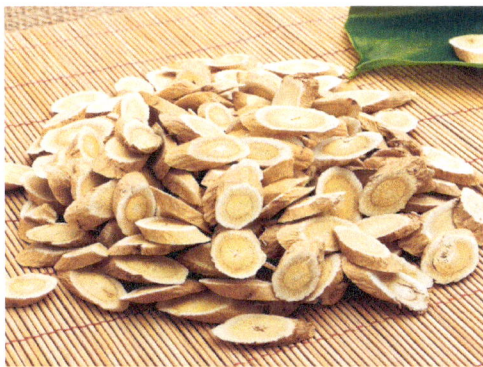

图 10-8

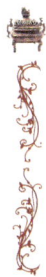

体质辨识与食疗

(三)阳虚质

如果你看上去白白胖胖，但觉得自己怕冷，特别是腰背部怕冷，手脚也总是冷冷的，却很容易出汗，那你或许就是中医所说的"阳虚质"。阳虚质的人大多精神不振，睡眠偏多；脸色发白，嘴唇颜色很淡。比较容易患痰饮、肿胀、泄泻、阳痿、惊悸一类的疾病(图10-9)。

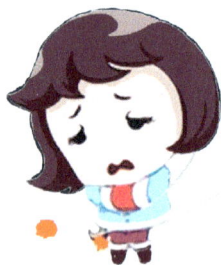

【怕冷】手脚发凉，吃完凉食易感到不舒服，大便稀溏

图 10-9

阳虚质饮食调养方法如下：

适当多吃些温阳壮阳的食物，以温补脾肾阳气为主。如羊肉、猪肚、鸡肉、带鱼、狗肉、麻雀肉、鹿肉、黄鳝、虾、刀豆、核桃(图10-10)、栗子、韭菜、

茴香等。平时少食生冷黏腻之品,盛夏也不要过食寒凉之物。

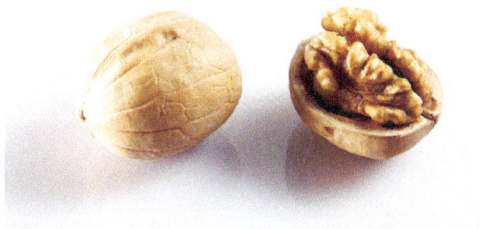

图 10-10

(四)阴虚质

阴虚质是指人体精、血等阴液亏损,失去润泽脏腑、滋养经脉肌肤的功用,出现虚火低热的偏颇。由于虚火长期低热,阴虚质者常出现五心烦热、头晕目眩、口燥咽干、腰酸盗汗、关节痛、脱发、乏力、失眠、耳鸣、皮疹色红或暗红、尿少便干、女性月经不调、舌红少苔等症状(图 10-11)。

阴虚质饮食调养方法如下:

阴虚质者应多食滋补肾阴食物,以滋阴潜阳为主,如芝麻、糯米、绿豆、乌贼、龟、鳖、海参(图10-12)、鲍鱼、螃蟹、牛奶、牡蛎、蛤蜊、海蜇、鸭肉、猪皮、豆腐、甘蔗、桃子、银耳、蔬菜、水果等。这些

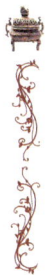

阴虚质

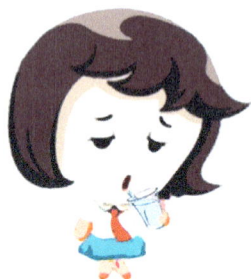

【缺水】体型偏瘦，口燥咽干，人体容易缺水

图 10-11

食品多甘寒性凉，有滋补机体阴气功效。也可适当配合补阴药膳，有针对性地调养。阴虚火旺的人，也要注意少吃辛辣之品。

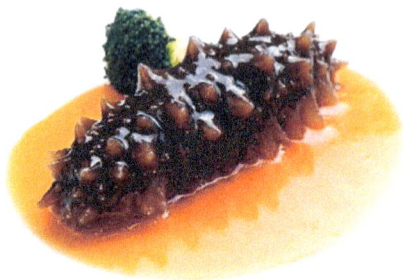

图 10-12

(五)痰湿质

痰湿质的人体形肥胖,往往有个肥满松软的大肚腩,为人温和恭谦,而且脸也有些黄胖还比较油,眼袋总是浮肿,很容易出汗,而且汗很黏,容易觉得困倦,还会胸闷、痰多。大便一般正常或比较软散,小便不多或微浊。除先天遗传之外,喜欢吃甜食及肥腻食物、不爱运动的人发胖后很容易变成痰湿质。还有一些病后虚胖的人往往也是这种体质(图 10-13)。

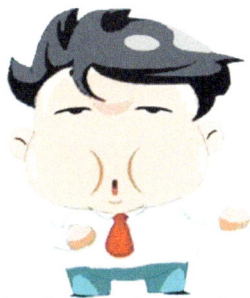

【肥胖】痰湿凝聚,形体肥胖、腹部肥满、口黏苔腻

图 10-13

痰湿质饮食调养方法如下:

饮食宜清淡,应适当多摄取能够宣肺、健脾、

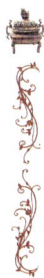

益肾、化湿、通利三焦的食物，如赤小豆（图10-14）、扁豆、蚕豆、花生、枇杷叶、文蛤、海蜇、胖头鱼、橄榄、萝卜、洋葱、冬瓜、紫菜、荸荠、竹笋等，还可配合药膳调养。

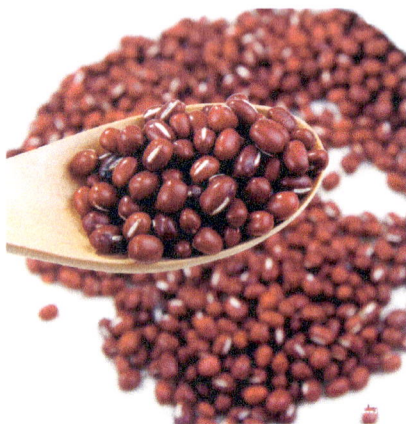

图 10-14

（六）湿热质

你是不是脸上总是油光满面，看起来不清爽，而且很容易生粉刺、痘痘？如果是，那么你很可能是湿热质体质。湿热质的人一般体形有些偏胖，行动起来比较缓重。心气却很急躁，容易发火，而且喝再多水也常觉得口干，舌苔发黄还很腻。既热又湿度高的夏末秋初天气让你觉得最难熬，还容易生病（图 10-15）。

湿热质

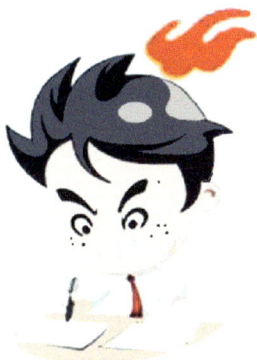

【长痘】面垢油光、口苦、长痘

图 10-15

湿热质饮食调养方法如下：

尽量做到不食烟酒。不吃辛辣油炸的食物，尽量少吃一些大热大补的食物，比如辣椒、生姜、大葱、大蒜等。狗肉、鹿肉、牛肉、羊肉、酒等温热食物也要少吃。宜食用清热化湿食品，如薏苡仁（图 10-16）、莲子、绿豆、鲫鱼、冬瓜、丝瓜、苦瓜、黄瓜、西瓜、白菜、芹菜、莲藕等。多吃富含膳食纤维的果蔬有助于保持大小便通畅，防止湿热郁积。

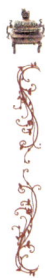

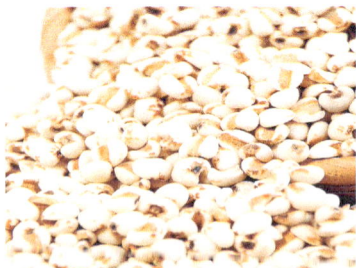

图 10-16

(七)血瘀质

血瘀质体质的人常面色晦暗无华,眼眶暗黑,口唇色暗,舌下静脉瘀紫。皮肤比较粗糙,毛细血管扩张,刷牙时易牙龈出血,有时在不知不觉中会出现皮肤瘀青,妇女多有痛经。一般性情急躁,易健忘(图 10-17)。

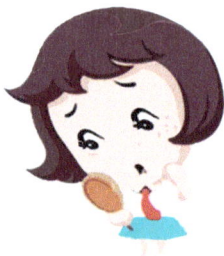

血瘀质

【长斑】血行不畅,肤色晦暗,色素沉着,容易出现瘀斑

图 10-17

血瘀质饮食调养方法如下：

在饮食方面，可常食油菜（图 10-18）、慈姑、黑豆等具有活血祛瘀作用的食物，以及多食一些行气的食物，如佛手、橙子、柑皮、荞麦、韭菜、大蒜、火腿、刀豆等，也可食些山楂粥、花生粥。忌味苦酸性寒的食物，如柿子、石榴等，以及胀气之物，如豆类、番薯、甜食等。

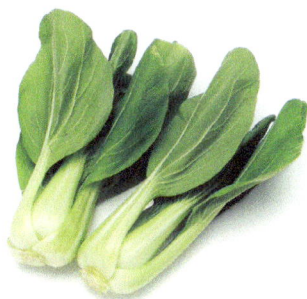

图 10-18

（八）气郁质

气郁质，顾名思义就是因长期气机郁滞而形成的性格内向不稳定，忧郁脆弱，敏感多疑的状态。一般来说除了先天遗传因素，长期压力过大、思虑过度是造成这种体质的普遍原因。而突发的精神刺激（比如亲人去世、暴受惊恐等）也会诱发

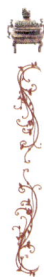

体质辨识与食疗

中医调理

形成这样的体质,而且往往在受到刺激之后记忆力会明显减退,变得健忘。特别是疲惫时常常觉得胸口胀闷,女性则会在经前有明显的乳房胀痛感,甚至还会觉得走路的时候肋骨部位发痛(图10-19)。

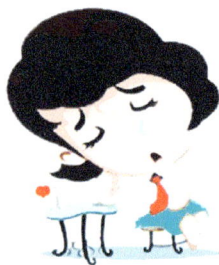

气郁质

【郁闷】气机郁滞,神情抑郁、忧虑脆弱等

图 10-19

气郁质饮食调养方法如下:

应选用具有理气解郁、调理脾胃功能的食物。杂粮类的如大麦、荞麦、高粱(图 10-20)。可以多吃刀豆、蘑菇、萝卜、洋葱、苦瓜、丝瓜等,适合吃柑橘等水果。

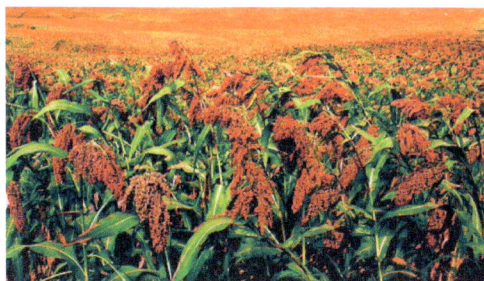

图 10-20

(九)特禀质

过敏体质的人,有的即使不感冒也经常鼻塞、打喷嚏、流鼻涕,容易患哮喘,容易对药物、食物、气味、花粉、季节过敏,有的皮肤容易患荨麻疹,皮肤常因过敏出现紫红色瘀点、瘀斑,皮肤常一抓就红,并出现抓痕,严重者出现全身皮疹、红斑、溃烂,甚至是剥脱性皮炎(图 10-21)。

特禀质饮食调养方法如下:

食物宜益气固表,饮食宜清淡、均衡,粗细搭配适当,荤素配伍合理。多食益气固表的食物,如糯米、红枣、山药(图 10-22)。少食荞麦、蚕豆、白扁豆、茄子以及辣椒、浓茶、咖啡等辛辣之品,腥膻发物及含致敏物质的食物也应避免。

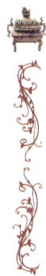

体质辨识与食疗

中医调理

103

特禀质

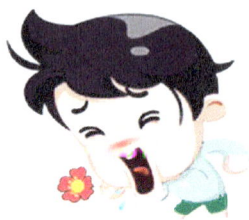

【过敏】易因食物、药物、花粉等出现打喷嚏、鼻塞、流鼻涕、荨麻疹、哮喘等症状

图 10-21

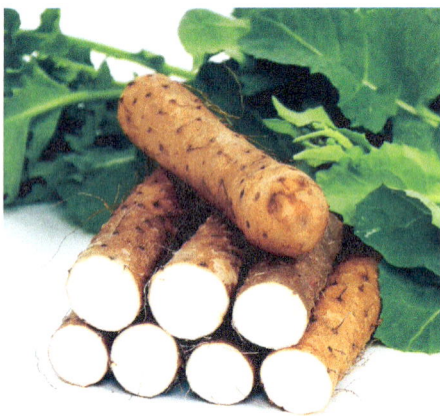

图 10-22

体质辨识与食疗是预防疾病，治疗疾病，保证健康，促进康复非常重要的一个方面。了解体质能使我们活得明白，病得明白，好得明白。体质调养意义非同一般，能使我们对疾病的预防具有更强的针对性，是最佳的健康投资方式。

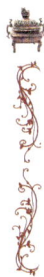

体质辨识与食疗

中医调理

浙江大学出版社
ZHEJIANG UNIVERSITY PRESS

互联网+教育+出版

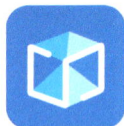

教育信息化趋势下，课堂教学的创新催生教材的创新，互联网+教育的融合创新，教材呈现全新的表现形式——教材即课堂。

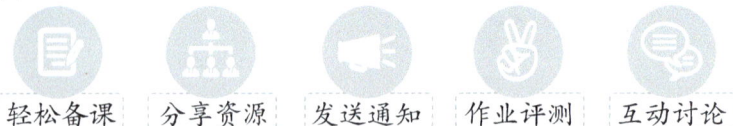

立方书

轻松备课　分享资源　发送通知　作业评测　互动讨论

"一本书"带走"一个课堂"　教学改革从"扫一扫"开始

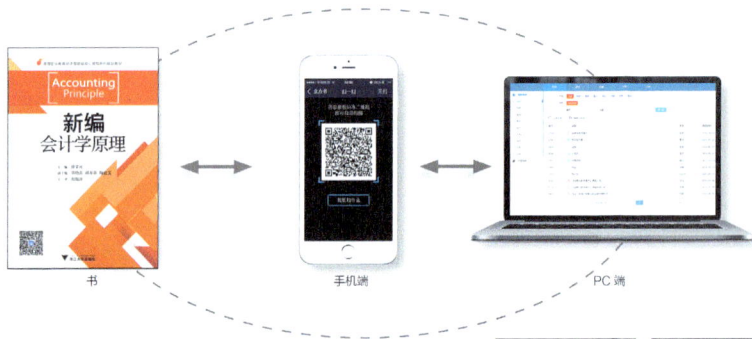

书　　　　　手机端　　　　　PC端

打造中国大学课堂新模式

【创新的教学体验】

开课教师可免费申请"立方书"开课，利用本书配套的资源及自己上传的资源进行教学。

【方便的班级管理】

教师可以轻松创建、管理自己的课堂，后台控制简便，可视化操作，一体化管理。

【完善的教学功能】

课程模块、资源内容随心排列，备课、开课，管理学生、发送通知、分享资源、布置和批改作业、组织讨论答疑、开展教学互动。

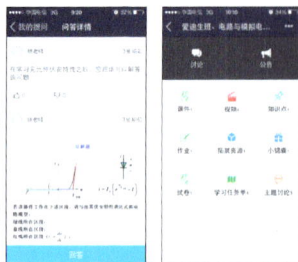

教师开课流程

- 在APP内扫描封面二维码，申请资源
- 开通教师权限，登录网站
- 创建课堂，生成课堂二维码
- 学生扫码加入课堂，轻松上课

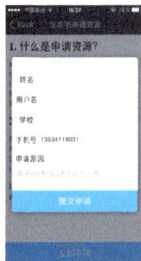

扫一扫 下载APP

网站地址：www.lifangshu.com
技术支持：lifangshu2015@126.com；电话：0571-88273329